AF475354

# TRAITÉ PRATIQUE ET RAISONNÉ

DE L'EMPLOI DES

# PLANTES MÉDICINALES

## INDIGÈNES

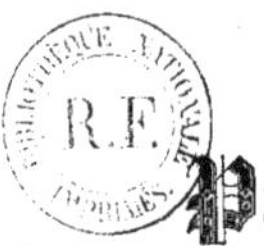



Par F.-J. Cazin,

MÉDECIN A BOULOGNE-SUR-MER.


## PLANCHES.


BOULOGNE-SUR-MER. — IMPRIMERIE BERGER FRÈRES, 51, GRANDE RUE.

1850.

# EXPLICATION

DES

# PRINCIPAUX TERMES DE BOTANIQUE

EMPLOYÉS DANS LA DESCRIPTION DES PLANTES.

## Tiges.

*T. continue*, formant jusqu'à la cîme de la plante un axe principal, d'où partent les ramifications.

*Canaliculée*, creusée longitudinalement en gouttière.

*Cannelée*, offrant un ou plusieurs cannelures.

*Couronnée*, terminée par une rosette ou une couronne de feuilles.

*Décomposée*, divisée dès sa base en plusieurs branches et rameaux, de manière à ce qu'elle disparaisse.

*Dichotôme*, *trichotôme*, divisée ou subdivisée par bifurcation ou trifurcation.

*Engaînée*, revêtue de gaînes formées par la base des feuilles.

*Fistuleuse*, ayant un canal vide.

*Frutescente* ou *fruticuleuse*, assez grande pour former arbrisseau, mais dépourvue de bourgeons.

*Géniculée*, articulée, fléchie en genou.

*Glabre*, sans poil ni duvet.

*Glauque*, couverte d'une poussière d'un vert de mer.

*Hampe*, espèce de pédoncule herbacé partant de la racine, sans feuilles ni ramifications.

*Pleine*, n'ayant aucune cavité interne.

*Pulvérulente*, couverte d'une poussière produite par le végétal.

*Pubescente*, couverte de poils mous imitant un duvet rapproché, mais distinct.

*Radicante*, jetant des racines qui servent à la fixer.

*Rameuse*, divisée en branches et rameaux.

*Stipulée*, portant des stipules (voy. Feuilles).

*Stolonifère*, poussant des drageons comme le fraisier

*Striée*, offrant des côtes séparées par des cannelures.

*Uniflore*, *biflore*, *triflore*, à une, deux fleurs, etc.

## Rameaux.

*Ram. corymbés*, disposés en corymbe.

*Diffus*, étalés sans direction déterminée.

*Divariqués*, très-ouverts et se portant brusquement dans différents sens.

*Lâches*, étalés et s'écartant les uns des autres.

## Feuilles.

*F. ailée*, garnie d'une expansion marginale de même nature que les folioles.

*Alterne*, seule sur la même coupe, alternativement de 2 côtés.

*Amplexicaule*, *embrassante*, la base entourant la tige; — *demi-amplexicaule*, n'embrassant qu'une partie de la tige.

*Appendiculée*, garnie d'un ou plusieurs appendices.

*Articulée* (voy. Tige).

*Biconjuguée*, folioles 2 fois 2 à 2.

*Bifide*, *trifide*, *multifide*, divisée en 2, 3 ou plusieurs parties longues et étroites.

*Bifoliée*, *trifoliée*, à 2 ou 3 folioles.

*Bipinnatifide*, 2 fois pinnatifide.

*Bipinnée*, *tripinnée*, etc., 2, 3 fois pinnée.

*Biternée*, 2 fois 3 à 3; — *triternée*, 3 fois 3 à 3.

*Bractée*, ou *fleur florale*, petite feuille naissant dans le voisinage des fleurs.

*Bulbeuse*, bosselée par des rides ou par des boursouflures qui ne se font pas sentir au côté opposé.

*Caulinaire*, insérée sur la tige.

*Ciliée*, garnie de poils.

*Composée*, dont le pétiole se ramifie, ou dont le limbe est interrompu par des sinus creusés jusqu'à la partie principale : les petites feuilles qui la composent portent le nom de *folioles*.

*Continue* (voy. Tige).

*Convolutée*, roulée comme un cornet de papier.

*Cordiforme*, figurant un cœur.

*Décurrente*, la base se prolongeant en descendant sur la tige formant de chaque côté un appendice.

*Denticulée*, à petites dents.

*Digitée*, composée de plus de 3 folioles immédiatement fixées au sommet d'un pétiole commun.

*Engaînante*, la base entourant la tige et se prolongeant en gaîne.

*Florale* (voy. Bractées).

*Glabre*, sans poil ni duvet.

*Glauque* (voy. Tige).

*Géminées*, 2 feuilles placées sur la même coupe sans être opposées.

*Hastée*, en fer de pique.

*Imbriquées*, appliquées les unes sur les autres comme les tuiles d'un toit.

*Interpinnée*, ayant entre les folioles principales des folioles plus petites.

*Interrompue*, quand le limbe paraît entre-coupé par des parties plus petites.

*Laciniée*, découpée irrégulièrement en lanières allongées, plus ou moins étroites.

*Lancéolée*, figurant un fer de lance.

*Limbe*, formant la feuille toute entière, excepté le *pétiole*.

*Linéaire*, également étroite dans toute sa longueur, et finissant en pointe.

*Membraneuse*, très-mince.

*Obcordée*, en forme de cœur renversé.

*Obovée* ou *obovale*, en ovale ou en œuf renversé, la partie étroite à la base.

*Opposées*, placées sur la même coupe, vis-à-vis l'une de l'autre.

*Ondulée*, très-finement plissée.

*Ovée*, en forme d'œuf.

*Palmée*, imitant les doigts d'une main ouverte.

*Papilleuse*, couverte de petits mamelons.

*Pédicule*, espèce de *queue* autre que les fruits et les fleurs.

*Pédiculée*, ayant une pédicule.

*Pétiolée*, portée sur un pétiole.

*Pinnatifide*, oblongue, ayant des échancrures profondes sur les côtés qui forment plusieurs lobes, s'écartant perpendiculairement de la nervure principale sans que leurs sinus l'atteignent.

*Pinnée*, folioles sur de courts pétioles placés oppositivement et parallèlement entre eux, avec *impaire* ou sans *impaire*, selon que la feuille se termine par une seule foliole ou par deux.

*Pubescente* (voy. Tige).

*Radicale*, naissant sur le collet de la racine ou très-près.

*Raméale*, croissant sur un rameau.

*Réniforme*, en forme de rein.

*Sagittée*, en fer de flèche.

*Sessile*; manquant de pétiole, fixée sur la tige.

*Simple*, qui n'a qu'un seul limbe qui s'étend en-dessus du pétiole sans interruption.

*Sinuée*, ayant plusieurs échancrures arrondies.

*Spatulée*, en forme de spatule.

*Subulée*, en alène, la base linéaire, le sommet en pointe allongée.

*Tripartie*, *quadripartie*, *multipartie*, etc., à 3, 4 ou plusieurs divisions beaucoup plus profondes que celles désignées par les termes de *trifide*, etc.

*Verticillée*, plus de 2 disposées en anneaux autour de la tige.

PÉTIOLE, support de la feuille.

— *Commun*, servant de support à d'autres pétioles portant les folioles des feuilles composées.

— *Enflé*, creux dans l'intérieur, formant un gonflement.

— *Dichotôme*, *trichotôme*, etc. (voy. Tige).

— *Simple*, ne portant qu'une feuille et non terminé en vrille.

BRACTÉES ou *feuilles florales*.

— *Axillaire*, naissant dans un angle formé par deux fleurs ou deux pétioles.

— *Caduque*, tombant pendant ou de suite après la floraison.

—*Persistante*, restant après la floraison. Mêmes expressions que pour la feuille dans les autres caractères

STIPULES, appendices foliacés se trouvant à la base des véritables feuilles. Mêmes expressions descriptives que pour les fleuilles et les bractées.

## Fleurs.

*Fl. axillaire*, naissant à l'aiselle d'une feuille.

*Complète*, composée du pistil, des étamines, de la corolle, du calice, du réceptacle.—*Incomplète*, manquant d'une ou plusieurs de ces parties.

*Distique*, en deux séries opposées.

*Extraxillaire*, hors de l'aisselle;—*superaxillaire*, au-dessus de l'aisselle.

*Hermaphrodite*, munie des organes mâles et femelles.

*Pédonculée*, portée sur un pédoncule.

*Sessile*, sans pedoncule.

CALICE, enveloppe inférieure des organes de la fécondation.—*Monophylle*, d'une seule pièce ; *polyphylle*, composé de plusieurs folioles ou *sépales* : de là *monosépale*, etc.; *diphylle*, *triphyle*, *tétraphylle*, *pentaphylle*, etc., à 1, 2, 3, 4 ou 5 folioles; *tubulé*, *tubuleux*, (voy. Corolle monopétale.)

*Turbiné*, en poire ou en toupie ; *perigynique*, placé sur l'ovaire ; *hypogynique*, placé sous l'ovaire; *pétaloïde*, coloré comme une corolle.

CAPITULE, assemblage plus ou moins globuleux et terminal de fleurs serrées les unes contre les autres, sans pédoncules particuliers, manifestes ; *nu*, sans involucre ; *involucré*.

COROLLE, organe floral, laminé ou tubulé, simple ou multiple, qui, étant placé en dedans du calice, naît immédiatement en-dehors du point ou de la ligne d'insertion des étamines, ou bien les porte attachées par leur base à sa paroi interne (Jussieu). *hypogyne*, prenant naissance sous l'ovaire ; *épygine*, naissant au sommet de l'ovaire ; *monopétale*, formée d'une seule pièce ; *polypétale*, composée de plusieurs pièces ou pétales ; *régulière* ou *irrégulière* dans ses formes.

1° *Corolle monopétale régulière*. Tubulée, sa base consistant en un tube ; *tubuleuse*, le tube de sa base plus long que le diamètre du limbe ; *campanulée* ou *companiforme*, ayant la forme d'une clochette ; *infundibuliforme*, en entonnoir. Les parties d'une corolle monopétale régulière sont le *tube*, partie inférieure et rectiligne, la *gorge*, orifice du tube, le *limbe*, partie supérieure de la corolle.

2° *Corolle monopétale irrégulière*. Ayant son limbe formé de 2 divisions, une de forme et de grandeur différente, ou sa base se prolongeant en éperon ; *ligulée*, indivisée, le limbe s'allongeant d'un seul côté et formant une languette plus ou moins large et longue, (demi-fleurons des radiées) ; *labiée*, limbe partagé en 2 lèvres ; *unilabiée*, partie inférieure du limbe prolongé en avant et formant une lèvre ; *bilabiée*, limbe à deux divisions, ou lèvre supérieure et lèvre inférieure.

3° *Corolle monopétale anomale*. Dont la forme ne se rapporte à aucune de celles que les botanistes ont déterminées.

4° *Corolle polypétale régulière*. Quand les pétales qui la composent sont toutes de même longueur, de même forme et à la même distance de l'axe commun ; *cruciforme*, composée de 4 pétales à onglets longs et à lames, ou limbes ouverts et disposés en croix (le chou); *rosacée*, en roue; *roselée*, composée de 3 à 5 pétales ou plus, divergents, disposés en rosace, et attachés par de courts onglets (le fraisier) ; *caryophyllée*, composée de 5 pétales, dont les onglets fort longs sont environnés et cachés par le calice (l'œillet).

5° *Corolle polypétale irrégulière*. De deux sortes : 1° *Corolle papillonnacée*, composée de 5 pétales irréguliers. 2° *Corolle orchidée*. Toutes celles qui ne rentrent pas dans celles-ci sont dites *anomales*, ou formées par des pétales irréguliers, affectant des formes et des positions qui empêchent de pouvoir les rapporter aux deux précédentes (violette, ancolie, aconit, pied d'alouette, etc.)

CORYMBE, disposition de fleurs ou de fruits telle que le pédoncule commun porte des pédoncules secondaires qui, partant de points différents, élèvent les fleurs à peu près à la même hauteur.

CYME, espèce d'ombelle irrégulière. Un pédoncule commun porte des pédoncules secondaires partant tous du même point : ceux-ci en portent de tertiaires qui partent de points différents et élèvent les fleurs à peu près à la même hauteur (le sureau).

EPI. *Composé*, rameux ; *circiné*, roulé en crosse ; *couronné*, terminé par une touffe de feuilles ou de grandes bractées ; *paniculé*, ramifications en panicules ; *simple*, dont l'axe est tout d'une venue et sans ramifications ; *spathé*, enveloppé d'une spathe; *spiculé*, composé de plusieurs épis ou épillets sessiles ou presque sessiles ; *terminal*, au sommet des tiges.

ETAMINES. Organes mâles de la plante ; composées 1° d'un *filet*, partie en forme de pédicelle, portant l'anthère ; 2° de l'*anthère*, petit sac surmontant le filet.

*Flosculeuse* ou *fleuronnée*. *semi-flosculeuse*, lorsque le receptacle commun ou disque ne porte que des fleurons ou des demi-fleurons.

FLEURS CONJOINTES. Réunies plusieurs ensemble dans une même enveloppe ou calice commun ; *composées* ou *synanthérées*, lorsque les étamines sont soudées par leurs anthères ; *agrégées*, quand leurs anthères sont libres ; *fleuron*, petite corolle monopétale, supérieure, tubuleuse, en cornet, et dont le limbe régulier ne se prolonge pas en languette ; *demi-fleuron*, petite corolle monopétale, supérieure, dont le limbe irrégulier se prolonge d'un seul côté en languette.

OMBELLE. Tous les pédoncules, égaux entre eux, partant du même point de la tige, divergent, se partagent en pédicelles qui partent également tous d'un même point, en sorte que l'ensemble des fleurs présente une surface bombée comme un parasol étendu. — *Simple*, quand les pédoncules ne se divisent point ; *composée*, quand chaque pédoncule se subdivise à son sommet en une petite ombelle, en *ombellule* ; *nue*, sans involucre ; *involucrée*, avec involucre, *spathée*, pourvue d'une spathe ; *terminale*, *latérale*, etc.

PANICULE, assemblage de fleurs formé par ramification allongée, composée et éparse de leur support commun.

*Pauciflore*, *multiflore*, composé d'un petit nombre ou d'un grand nombre de fleurs.

PÉDONCULE ; support des fleurs naissant de la tige ou de ses ramifications, ou des racines, et alors on lui donne ordinairement le nom de *hampe* ; mêmes expressions que pour la tige.

PÉTALE. Chacune des pièces composant une corolle ; *dipétale*, *tripétale*, *tétrapétale*, *pentapétale*, *polypétales*, etc., à 2, 3, 4, 5 ou à plusieurs pétales ; *oppositifs*, placés devant les divisions du calice ; *interpositifs*, alternant avec les divisions du calice ; *unguiculés*, attachés par un onglet apparent ; *incombants*, se recouvrant les uns les autres par les côtés ; *ascendants*, se portant vers le sommet de la fleur ; *unilatéraux*, se portant vers un côté de la fleur ; *naviculaires*, en nacelle ; *galéiformes*, en casque, creux, voutés et ouverts antérieurement ; *cuculiformes*, en forme de cornet de papier ou de capuchon pointu ; *éperonnés*, prolongés inférieurement en pointe creuse semblable à un argot ; *conjoints*, faiblement soudés par la base ou par le sommet ; *glandulifères*, ayant de petites glandes ; *nectarifères*, portant des nectaires.

PISTIL. Organe femelle de la plante, comprenant : 1° l'ovaire ; 2° le style ; 3° le stygmate. 1° OVAIRE, base renflée du pistil, contenant les ovules ou embryons des graines ; il est *uniloculaire*, *biloculaire*, *triloculaire*, *multiloculaire*, etc., suivant que par des cloisons sa cavité est partagée en 2, 3 loges, etc. ; 2° STYLE, filet placé entre l'ovaire et le stygmate et servant de support à ce dernier ; 3° STYGMATE, sommet du pistil, ordinairement renflé et glanduleux, qui reçoit le pollen ou poussière fécondante.

RÉCEPTACLE, improprement *disque*, partie du végétal qui sert de point d'attache aux organes de la génération, au point du sommet du pédicelle, duquel partent toutes les parties qui composent la fleur.

SPADICE ou SPADIX, espèce de pédoncule particulier à quelques plantes monocotylédones, toujours accompagné d'une membrane quelquefois colorée, nommée *spathe* (tel que l'arum ou pied-de-veau.)

STIPULES, appendices foliacées se trouvant à la base des véritables feuilles. Mêmes expressions descriptives que pour les feuilles et les bractées.

VERTICILLE. Disposition des fleurs en anneau autour de leur support.—*Quatriflore*, *sexiflore*, *multiflore*, etc. ; *nu*, n'ayant ni feuilles ni bractées ; *feuillé*, accompagné de feuilles.

## Parties accessoires de la Fleur.

*Nectaire* : corps glanduleux placé sur le réceptacle ou sur l'ovaire, et distillant des sucs particuliers.

*Eperon* : sorte de corne ou de prolongement tubuleux se dirigeant du côté du pédicule, consistant en une forte bosselure, ordinairement creuse, de l'un des téguments floraux.

*Couronne* : partie ressemblant à une corolle et placée en-dedans de la vraie corolle (narcisses) ;

*Ecaille* : toute glande non nectarifère ou appendice insolite dans les fleurs.

*Capuchon* : évasement particulier des filets des étamines qui, dans les asclépiadées, sont soudées et recouvrent l'ovaire comme un capuchon.

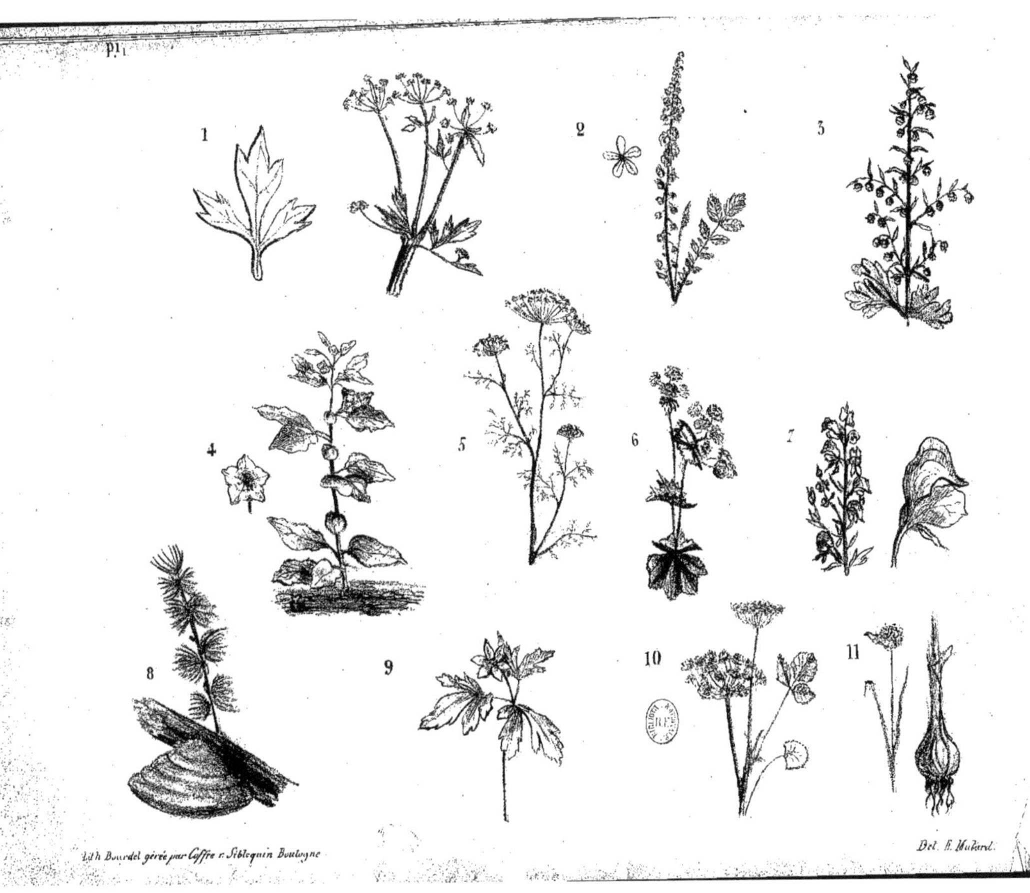
Pl. 1
1
2
3
4
5
6
7
8
9
10
11
Lith Bourdel gérée par Coffre r. Siblequin Boulogne
Del. E. Mulard.

# PLANCHE PREMIÈRE.

1. ACHE. *Apium graveolens* (*L.*) — Bisannuelle ; tige herb., droite, sillon., glabre ; feuilles ailées à 5 ou 7 fol. profondém. dentées, d'un vert luisant, ayant un pétale commun, long, canalisé. ; omb. nombreuses; fleurs blanches ; juillet (1) ; lieux humides.

2. AIGREMOINE. *Agrimonia eupatoria* (*L.*)—Vivace; t. droite, velue, d'une couleur obscure, ne dépassant pas 60 centimètres ; f. au bas de la tige, d'un vert pâle, pinnées, à fol. ovales et dentées ; fl. jaunes, en épi terminal ; tout l'été; bords des chemins, lieux incultes.

3. ABSYNTHE. *Arthemisia absynthium* (*L.*) — Viv. ; t. droite, ne dépassant pas 1 mètre ; f. composées, multifid., blanchâtres, pétiolées, alternes ; fl. floscul., petites, presque globuleuses, jaunâtres, en grappes, fleurons du centre hermaphrodites, fertiles, à 5 dents ; ceux du disque femelles à 2 dents, sans aigrettes ; juillet et août ; lieux secs, cultivée ;

4. ALKÉKENGE. *Physalis alkekengi* (*L.*) — Annuelle ; t. grêle, ronde, rougeâtre, un peu rameuse, velue, ne dépassant pas 45 centim. ; f. géminées et pétiol., ov., aigües, ressemblant à celles de la morelle ; fl. blanchât., solit., à pédonc. court et recourbé, cor. en roue ; juin et juillet ; baie rouge, semblable à une petite cerise, enveloppée et entièrement cachée dans un cal. vésiculeux et rougeâtre.

(1) Epoque de la floraison.

5. ANETH. *Anethum graveolens* (*L.*) — A. ; t. ram., herb., de 60 à 80 c. ; f. découpées en petits filaments, alternes, 2 fois ailées, amplex., se rapprochant beaucoup par la forme et l'odeur de celles du fenouil ; fl. jaunes, en ombelle terminale, plane ; moissons.

6. ALCHIMILLE PIED-DE-LION. *Alchimilla vulgaris* (*L.*) — T. velue, de 30 centim. environ ; f. réniformes, à 9 lob. dentés, les radicales grandes et munies de longs pioles ; fl. dichotomes, en corymbe, nombreuses, petites et verdâtres ; juillet ; bois.

7. ACONIT. *Aconitum napellus* (*L.*) — V. ; t. herb., dressée, simple, d'un mètre environ ; f. alt., pétiol., à 7 lob., incis., en lanières étroites, luisantes ; fl. violettes, grandes, en épi à la partie supérieure, à 5 pét. inégaux, le supér. en forme de casque, 2 nectaires recourbés, petites étam. penchées vers les pet., 3 styles term. par des stygmates réfléchis ; 3 ou 4 caps. contenant plusieurs sem. angul. ; juin ; montagne du Jura ; cultiv.

8. AGARIC BLANC. *Boletus laryci*s (*L.*) — Surface d'un blanc sale ; forme d'un sabot de cheval, attaché au melèze par un de ses côtés ; chair blanche, coriace, épaisse ; pellicule supér. brunâtre, avec zônes concentriques ; tubes jaunâtres et très-serrés.

9. ANÉMONE DES BOIS. *Anemone nemorosa* (*L.*) — V. ; t. terminée au sommet par une fl. ; f. radicales, pétiol. dressées, divis. en 3 fol. digitées ; celle du milieu profondément partagée en 3 lob. ov., incis. et dentée, les deux latérales en deux lob. seulement ; fl. blanche ou légèrement purpurine, assez grande, reposant sur un involucre formé de 3 f. sessiles., semblables à celles qui naissent de la racine ; mars et avril ; bois couverts, bords des haies.

10. ANIS. *Pimpinella anisum* (*L.*) — A. ; tige branchue, fistuleuse, cannelée, haute de 50 centim. environ ; f. ailées, profondém. découp. au sommet de la tige, alternes, amplexicaules ; celles radic. arrondies, découp. et divis. en 3 ; fl. rosacées, petites, jaunâtres, en omb. termin. inclinée avant l'épanouissement des fl., à 5 pét. ov., sans collerette générale ni partielle ; juillet ; cultivée.

11. AIL. *Allium sativum* (*L.*) — V. ; t. droite de 30 cent. ; f. aplaties, linéair ; fl. blanches ou rougeâtres, ombelles bulbifères, arrondies ; étamimes à 3 pointes ; racine bulbe compos. de plusieurs petits bulb. ou gousses recouvertes de tuniques minces ; juillet ; cultiv.

# PLANCHE DEUXIÈME.

1. ARISTOLOCHE CLÉMATITE. *Aristolochia clematitis* (*L.*)—V.; t. cylind., d'environ 60 cent. ; f. en cœur, grandes, d'un vert pâle, alterne; fl. petites, axillaires, réunies en bouquets; racines fusiformes profondément enfoncées en terre ; juillet; lieux secs.

2. ALLELUIA (pain de coucou). *Oxalis acetosella* (*L.*) — V. ; t. souter., horizont., avec renflements de distance en distance, d'où partent les r. les f. et les fl. ; f. ternées, pétiolées, folioles arrondies, obcordées, pliées en deux suivant leur longueur, velues; fl. solit., pédonculées, blanches, au nombre de deux ou trois; corolle campaniforme, 5 pétales obovales, obtus, très-minces, attachés par les onglets ; mars et avril ; bois.

3. ALLIAIRE. *Erysimum alliaria* (*L.*)—A.; t. dressée de 30 à 60 cent. cylind., grêle, un peu velue; f. presque rondes, dentées, pointues, pétioles longs pour les f. infér., très-courts pour les supér., qui sont presque sess.; fl. blanches, en épis, tétrapétales, petites, un peu étalées à leurs parties supér. ; mai; lieux ombrag.

4. ARMOISE. *Arthemisia vulgaris* (*L.*)—Viv.; t. droite, cylindr., rougeâtre, un peu velue, d'un mètre environ ; f. planes, alt., découp., d'un vert sombre en-dessus, blanches et cotonneuses en-dessous; fl. oblong., en grappes terminales, alongées, roussâtres, recourb. (caractères de l'absynthe) ; juin et juill.; lieux secs, incultes.

5. ARNICA. *Arnica montana* (*L.*)—Viv. ; t. simple, cylind., de 30 à 40 centim; f. sessiles, ovales, entières, d'un vert clair en-dessous, formant une rosette à la base de la tige; fl. grandes, d'un jaune d'or, fleurons du disque réguliers et hermaphrodites ; demi-fleurons de la circonfér. très-grands et femelles; cal. à écailles ovales, lancéol.; juillet; Vosges, Alpes, Pyrénées.

6. ARRÊTE-BOEUF (BUGRANE). *Ononis spinosa* (*L.*) — V.; t. demi-ligneuses, roussâtres, épineuses, rameuses, velues, visqueuses; épines terminant le plus souvent les rameaux; f. alt., à pét. courts, d'un vert foncé, gluantes, velues, trifoliol. ; fl. rosées ou purp., quelquef. blanches, sessiles, axill., solit. ou géminées ; cal. très-vel., à 5 divis. profondes ; juin, juill., août ; lieux stériles.

7. ARUM. *Arum maculatum* (*L.*) — Viv. ; t. nulle ; f. triangul , en forme de flèche, succulentes, luisantes, d'un beau vert, marquées de taches brunes ; p. de 18 à 20 cent. cylind. dilatés et membraneux à leur base ; fl. disposées en cornet, blanches ou d'un vert blanchâtre, enveloppant un spadice en forme de massue, lisse, cylind. entouré à sa partie moyen. d'anthères, sess., tétragones, et de germes à sa base : baies rouges, de la grosseur d'un pois, formant une sorte d'épi dense, la partie sup. du spadice étant tombée ; mars ; lieux ombragés.

8. AUNÉE. *Inula helenium* (*L.*)—V.; t. de 1 mètre 1/2 à 2 mètres, droite, ferme, cylind., velue, rameuse à son sommet ; *f. radicales*, lancéolées, longue de 30 centim. et plus, pétiol., ov., légèrement dent., ridées, parsemées de nervures, vertes en-dessus, blanches et cotonneuses en-dessous, f. caulin. alt., moins grandes et presque amplexicaules ; fl. radiées, jaune d'or, grandes, solit. à l'extrémité de chaque tige ; demi-fleurons femel. à la circonfér. ; écailles du cal. ov.; semences couronnées d'une aigrette ; juill. et août ; lieux humides, prés.

9. ASARET. *Asarum europeum* (*L.*) — V.; t. à peine longue de 2 cent. 1/2, terminée par deux f. portées chacune sur un pétiole long de 8 à 10 cent ; f. réniform., entières, luisantes, vert foncé en-dessus, vert pâle en-dessous, un peu échancrées au sommet ; fl. solitaire d'un pourpre brunâtre, sortant chacune de l'aissel. des f. ; avril, mai ; lieux couverts.

10. BENOITE. *Geum urbanum*. — V.; t. de 45 cent. droite, rameuse, grêle, un peu velue ; f. pétiol. radic. alt., pinnatifide, terminées par une impaire plus large que les autres et divis. en 3 lobes ; f. de la tige sessiles, amplexicaules, trilob., dentées ; fl. jaune, à 5 pét., à veines verdâtres en rose ; semences nues, nombreuses, velues, réunies en tête, armées de pointes brunes, longues, faibles, courbées en hameçon; mars, avril ; lieux incultes, bois, haies.

11. BERCE. *Harcleum sphondillum* (*L.*) — V.; t. à hauteur d'homme, droite, cylindr., creuse, velue, ram. ; f. alternes., grandes, emplexic., allées à fol. lobées et crénelées, vertes en-dessus, vertes-pâles en-dessous ; fl. en ombelles terminales, blanches, quelquef. rougeâtres ; juin ; bois, prés.

12. BÉTOINE. *Betonica officinalis* (*L.*)—V. t. carrée, droite, un peu velue, noueuse, fistul., de 45 à 60 cent. ; f. oppos., cordiformes, ridées, crénelées, pétioles très-longs dans les f. infér., diminuant et disparaissant en approchant du sommet de la tige; fl. purpurines, quelquef. blanches., en épi terminal ; calice glob. et lisse au-dehors ; lèvre supér. de la corrolle arrondie et plane, celle du milieu échancrée, l'infér. en 3 parties ; juil., août ; bois taillis.

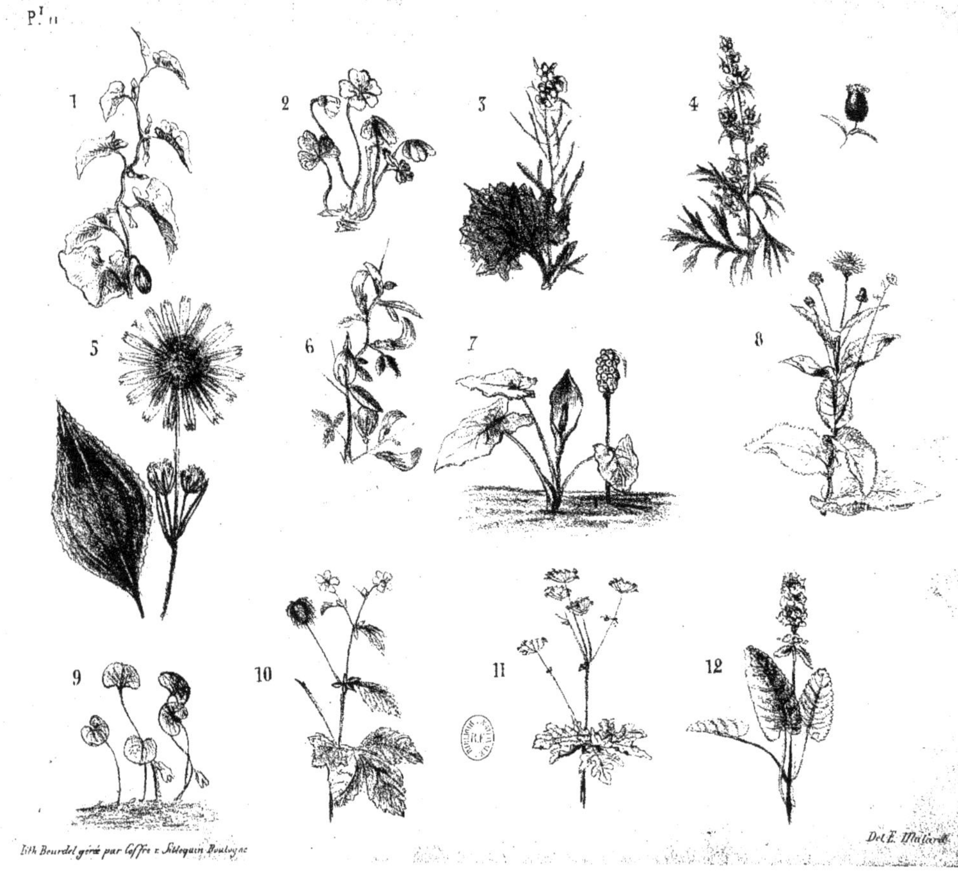
Pl. II
1
2
3
4
5
6
7
8
9
10
11
12
Lith Beurdel géré par Coffre r. Sildequin Boulogne
Del E. Mallard

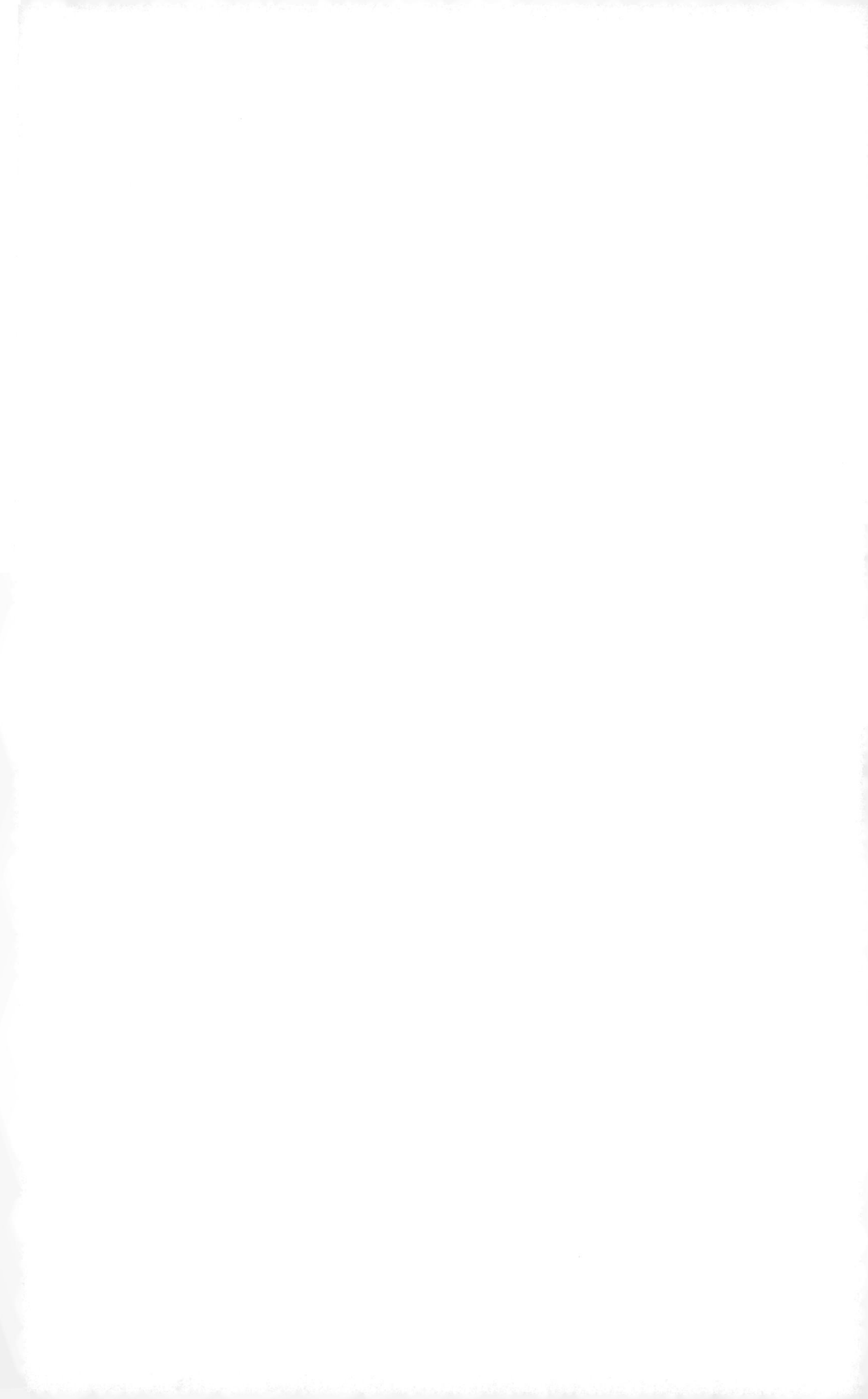

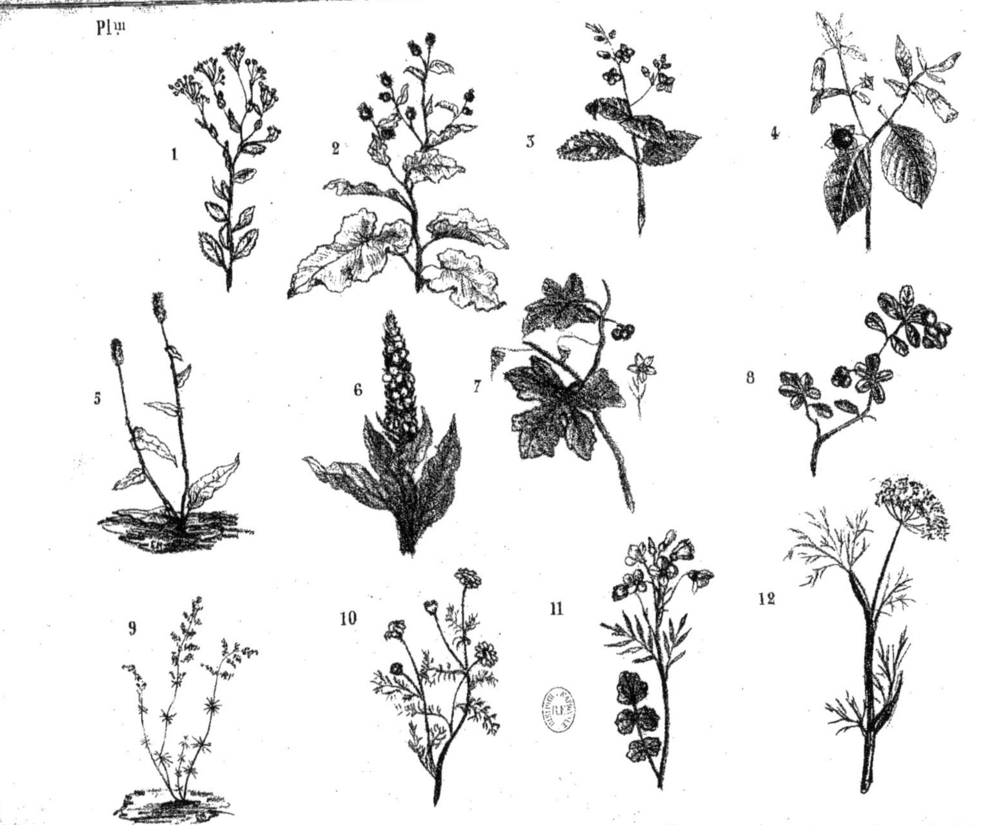
Pl III
1
2
3
4
5
6
7
8
9
10
11
12
Boudet gravée par Giffre r. Siblequin. boulogne
Del. E. Millard

# PLANCHE TROISIÈME.

1. BALSAMITE (baume coq). *Tanacetum balsamita* (*L.*)—V.; t. ram., blanchâtres, un peu vel., fermes, d'un mètre et plus de hauteur; f. ov., elliptiques, dent., allongées, obtuses, d'un vert clair, les supér. sessiles, les infér. pétiol.; fl. termin. en corymb., fleurons hermaph. à 5 divis. et très-serrés les uns contre les autres; juil.; lieux incult. du midi; cultiv.

2. BARDANE. *Arctium lappa* (*L.*)—V.; t. très-ram. coton. rougeâtre, striée, dure, d'un mètre et plus; f. très-grandes, larges, cordif., pétiol., entières, tomenteuses, blanchâtres en-dessous, vert foncé en-dessus; fl. violet., floscul, termin., solit.; fr. entourés d'une sorte de crochets qui adhèrent fortement aux étoffes, et surtout aux cheveux; été; lieux incultes.

3. BECCABUNGA. *Veronica beccabunga* (*L.*)—Viv.: tige herb., rampante, ram., charnue, molle, rougeâtre; f. épaisses, molles, ellipt., obtuses. et oppos.; fl. bleues violacées et réunies de 12 à 15 en épis dont les pédoncules sont glabres; juillet; lieux aquatiques.

4. BELLADONE. *Atropa belladona* (*L.*)—Viv.; tige herb., ram., rougeâtre, cylind., velue, de 60 centim. à 1 mètre; f. alt., ovales, aigües, molles, vert foncé, à pét. courts; fl. grandes, d'un rouge terne, solit., pendantes, axil., sub-campanulée; cal. à 5 div. profondes et aigües, 3 étam. à anthèr. ovoïd.; baie arrond. à 2 loges, d'abord verte, puis rouge et ensuite noire; de juin à août; lieux sombres, décombres; cultivée.

5. BISTORTE. *Polygonum bistorta* (*L.*)—Viv.; t. herb., droite, noueuse, de 30 à 60 centim. de haut; f. radic., cordif., pétiol., les caulin. moins grandes, presque sess., semi-amplexic.; fl. roses, en épi ovoïd. termin.; racine de la grosseur du doigt, 2 ou 3 fois contournée sur elle-même, brune à l'extérieur, rougeâtre à l'intérieur; juil.; prés élevés.

6. BOUILLON BLANC. *Verbascum thapsus.*—Viv., t. droite, ronde, grosse, dure, très-coton., de 60 cent. à 2 mèt.; f. alt., blanches, cotonn. sur les deux faces, grandes, molles, entières, ov.; les supérieures plus étroites et lancéolées; fl. jaunes, grandes, en longs épis simples, serrées à l'extrémité de la tige; tout l'été; lieux incultes.

7. BRYONE. *Bryonia alba.*—Viv.; t. herb., grimpante, rameuse, un peu velue, armée de vrilles à l'insertion des pétioles, longue de 3 mèt.; f. alt., échancrées en cœur, divis. en 5 lobes, pétiol. rudes au toucher; fl. monop., campanif., à 5 divisions profondes, 3 étamines dans les fl. mâles, style trifide, et 3 stigmates échancrés en forme de croissant dans les fleurs femelles; baie pisiforme, passant du vert au rouge, contenant de 3 à 6 graines enveloppées dans une pulpe mucilagineuse; juil.; haies, lieux incultes.

8. BUSSEROLE. *Arbutus uva ursi* (*L*).—Viv.; t. ramp., lign., nombreuses, rameuses, de 30 à 60 cent.; f. alt. ov., luisantes comme celles du buis, simples, épaisses, vert foncé en-dessus, plus clair en-dessous; fl. blanches, rosées en-dessous, en grappe penchée; cor. monop. en grelot; cal. étalé, très-petit, à 5 divis., 10 étamines; baie-rouge, pisiforme; juillet; montagnes du Midi.

9. CAILLE-LAIT JAUNE. *Galium verum* (*L*).—Viv.; t. carrées, droites, rameuses, de 30 à 45 cent.; f. par verticiles de 8, linéair., aigües au sommet, vert foncé en-dessus, vert clair en-dessous; fl. jaunes, en grappe termin.; tout l'été; bois, haies, prés secs.

CAMOMILLE ROMAINE. *Anthemis nobilis* (*L.*)—Viv.; t. herb., rameuse, couchée, de 20 à 25 cent.; f. alt. composées, ail., linéair., courtes, sess., un peu velue, vert foncé; fl. à l'extrémité de la t. compos. de fleurons jaunes au centre, demi fleur. blancs à la circonf., tous portés sur un réceptacle conique à paillettes lameleuses; juin et juil.; bois sablonneux.

11. CARDAMINE. *Cardamine pratensis* (*L.*)—Viv.; t. droite, cylind. simple, de 30 cent., f. radic. longuement pétiol., compos. de fol. arrond., dentés; f. de la t. alt., sess., à fol. petites, lancéol.; fl. à épi lâche à l'extr. de la t. d'un blanc rosé ou violettes, pét. ov., un peu émarginées, siliq., allongée, glob., un peu comprimée; juin et juillet; prés humides.

12. CARVI. *Carum carvi* (*L.*)—Bis.; t. simp., rameuse, glabre; f. grandes, bipinnatif., à longs pét.; fl. blanches en ombelles de 8 à 10 rayons; involucre de 3 fol., point d'involucelle; fr. ovoïd.; avril et mai; lieux montueux du Midi de la France.

Lith Bourdet géré par Geffre r. Sidequin Boulogne

Del. E. Mulard.

# PLANCHE QUATRIÈME.

1. CATAIRE. *Nepeta cataria (L).*—B.; t. car., velue, herb., rameuse, oppos. 2 à 2, de 60 à 80 cent.; f. pét. simp., entières, cordif., crénelée; fl. blanchâtres, un peu purpurines, verticillées à l'extr. des rameaux, en épi termin.; cor. à tube très-étroit, arqué, lèvre supér. relevée, arrond., échancrée, lèvre infér. à 3 div., les 2 latérales comme des ailes, celle du milieu arrond., concav., crénelée; juin, juillet, août; bord des chemins.

2. CENTAURÉE (PETITE).—A.; t. grêle, lisse, droite, de 30 cent; f. oppos., linéair., lancéol., sess., ov., aigües, entières; fl. en corymb. au sommet des t.; cor. rougeâtre, monop., infundibuliform., à 5 divis.; juillet, août; bois.

3. CHARDON BÉNIT. *Centaurea benedicta (L.)*—A.; t. herb., ram., quatrang., rougeâtre, velue; f. alt., semi-amplexic., vert pâle, dent., terminées par une petite épine; fl. en capitul. jaunes terminant la tige; juin, juil.; champs du midi de la France.

4. CHARDON ÉTOILÉ (CHAUSSE TRAPE). *Centaurea calcitrapa (L.)*—B.; t. ram., angul., branchue, épineuse d'environ 30 centim.; f. alt., sess., vert pâle, longues, étroites, dent.; foliol. linéair., les infér. presque lyrées; fl. d'un rouge violet, quelquef. d'un blanc jaunâtre, term.; cor. fioscul.; cal. armé d'épines jaunâtres, longues; fleurons en tubes irréguliers plus gros aux bords qu'au milieu; tout l'été; lieux stériles.

5. CIGUE (GRANDE). *Conium maculatum (L.)*—B.; t. herb. droite, ram., cylind., glauq., marquée de tâches d'un brun violet, de 1 à 2 mètres; f. alt., très-grandes; 3 fois ail., petiol., vert foncé, luisantes, glabres, les infér. pinnatif. et presque pinnées, quelquef. maculées; fl pedoncul., omb., nombreuses, term., cor. en rose, 5 pétal., cordif., étalés, blancs; juin et juil.; ter. inculte et pierreux.

6. CLÉMATITE DES HAIES. *Clematis vitalba (L.)*—V.; t. flexib., sarment., grimp., rude, angul.; f. ail. avec impaire, fol. pétiol, cordif. dent., au nombre de 5 sur un pét. commun qui s'entortille en vrille au corps voisin; fl. blanches, disposées en grappes aux extrémités des branches, sans cal., à 4 pét. secs, coriaces, étalés, lancéol., vel. en-dessous, disposés en rose; beaucoup d'étam. filiformes, term. par des anthèr., droite et oblong.; sem. surmontée d'une aigrette barbue, blanchâtre, très-longue, formant une touffe soyeuse; été; haies.

7. COCHLÉARIA. *Cochlearia officinalis (L.)*—B.; t. herb., ram. de 16 à 20 centim.; f. radic. à longs pét., arrond., cordif., succulent., concav., luisantes, vert foncé, à bords un peu découpés en cercle autour de la t.; f. caulinair, sess., ov., oblong; fl. cruciform., termin.; pét., blancs, plus grands que le cal.; juil.; sur le bord de la mer; cultiv.

8. COLOQUINTE. *Cucumis colocynthis (L.)*—A.; t. charnue, vel., sarment. et grimp. au moyen de vrilles axill., nombreuses; f. réniform., profondément découp. à 5 lob., poils durs sur les nervur., vertes en-dessus, blanchâtres et vel. en-dessous, pétiol.; fl. monoïques, axil., solit., jaune orangé; fr. globul., jaune, de la grosseur d'une pomme, recouvert d'une écorce mince et coriace, contenant au milieu d'une pulpe blanche, des graines ov. aplaties, lisses, blanches et très-nombreuses; juil.; cultiv.

9. CONSOUDE. *Symphitum majus (L.)*—V.; t. herb. très-ram., charnue, angul., poilue, rude, de 30 à 60 c. de haut.; f. grandes, entières, lancéol., aigües, dures au toucher, vel., pétiol., les infér. presque sess., plus étroites; fl. blanches ou purpur., en épi à l'extrém. des rameaux, pendantes, tournées ordinairement du même côté; cor. tubuleuse, garnie de 5 appendices lancéol., aigüs; mai et juin; prairies humides.

10. CORIANDRE. *Coriandrum sativum (L.)*—A.; t. droite, cylind., fistul. de 50 à 60 centim. de h. term. par l'omb.; f. supér. amplexic., découp. à fol. linéair.; f. infér. 2 fois ail. à fol. larges, ov., dent. ou lob.; fl. en omb.; cor. rosacée, 5 pét. cordif. égaux dans le disque, inégaux à la circonf.; pét. extér. plus grands et divisés en 2 part.; fr. rond, ridé, à 2 semenc. hémisph.; juin, juil.; cultiv.

11. CYCLAME. *Cyclamen europeum (L.)*—V.; point de t.; longs pét., sortant des rac., portant des f. larges, arrond., cordif. ou rénif., vert brun, panachées de vert, de rouge et de blanc.; fl. petites, solit., purpur., odor.; cor. presque en roue, tubuleuse, globul., 5 divis. repliées; pédoncul. porté sur les rac., de 15 à 20 cent. de haut.

12. CYNOGLOSSE. *Cynoglossum officinale (L.)*—B.. t. épaisse, vel., ram., 60 cent. de haut.; f. alt., sess., molles, douces, vert-blanchâtres; fl. rouges ou violettes à pédonc. courts, réunis au sommet des rameaux en une sorte d'épi un peu lâche; cor. monop.; juil; lieux incultes.

*Boudet gravé par Geffroy Sibleyrin. boulogne.* *Del. E. Mutrel.*

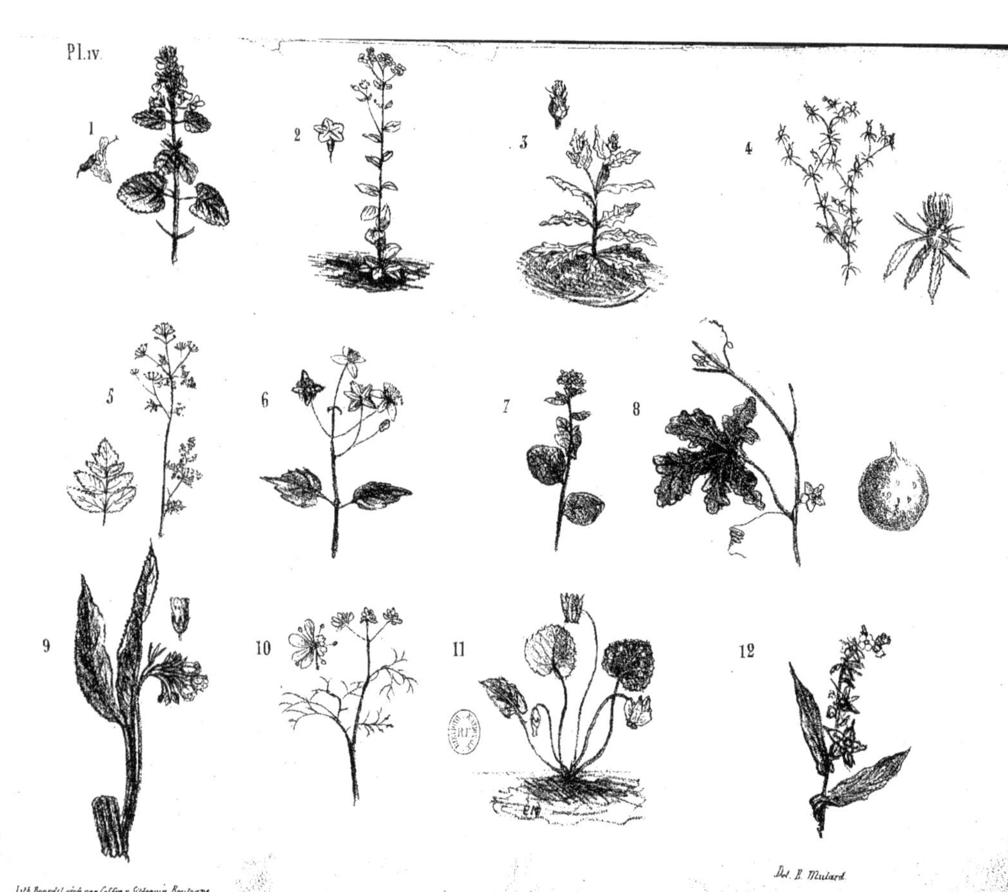
Pl. IV.
1
2
3
4
5
6
7
8
9
10
11
12
Lith Bourdet girée par Coffre r. Siblequin Boulogne
Del. E. Mulard

Pl.v.

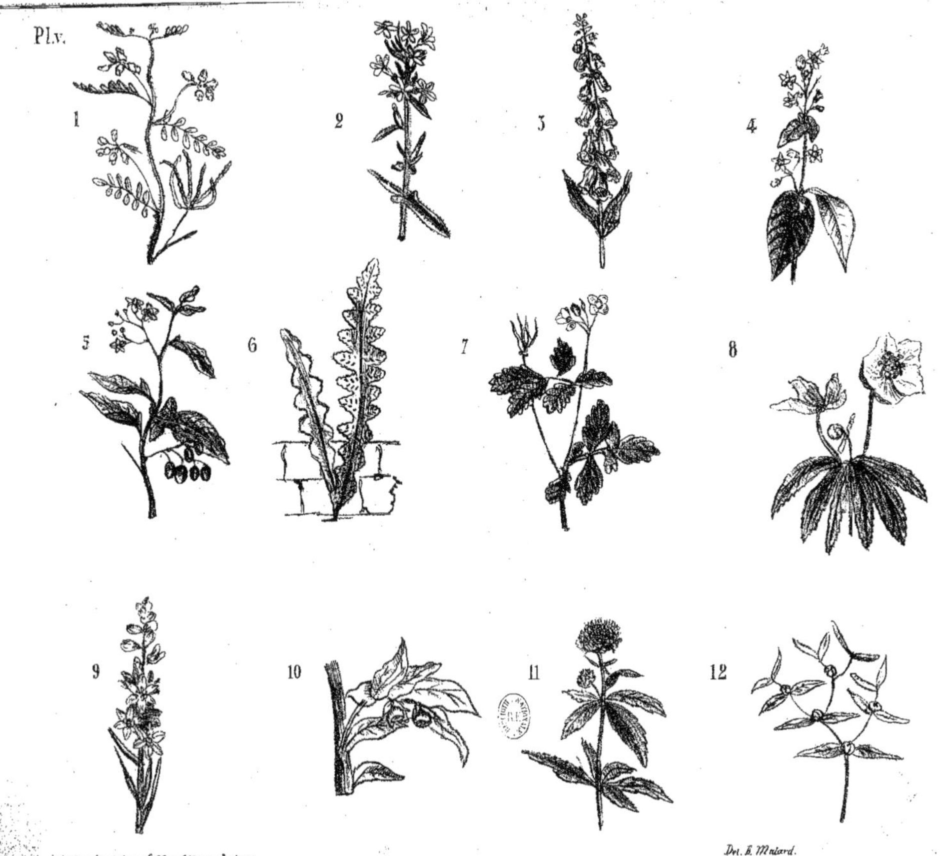


Lith Bourdel, géré par Coffre r. Siblequin Boulogne.

Del. E. Mulard.

## PLANCHE CINQUIÈME.

1. CORONILLE. *Coronilla emerus* (*L.*)—V.; t. de 1 à 2 mètres de h., rameaux verts, angul., faibles, écorce ridée; f. alt., ail. avec impaire, fol. pétiol., très-entières, cordif., oppos., vert-gai.; fl. papillon., onglets plus longs que le cal. qui est petit, à 5 divis.; cor. jaune, striée de rouge, term. en forme de petite couronne; lieux ombragés.

2. DENTELAIRE. *Plumbago Europea* (*L.*)—Viv.; t. droite, herb. dure, cylind., cannelée, ram., 60 centim. de haut.; f. simples, entières, ov., lancéol., amplexic., un peu vel. aux bords, vert-plombé; fl. monop., en entonnoir, à cinq divis., étam. plus long. que la cor; cal. hérissé de tubercul. visqueux; en août, sept.; lieux stériles du Midi; cultiv.

3. DIGITALE. *Digitalis purpurœa* (*L.*)—V.; t. herb. simple, droite, vel. de 1 mètre à un mètre 1/2, f. radic., très-grand., ov., vel. sur les deux faces, lancéol., vert-foncé en-dessus, ressemb. à celles du bouillon blanc, mais moins tomenteuse; fl. rouge-violet, pendantes en épi unilatéral au sommet de la t., bords à cinq légères divis., intérieur parsemé de poils longs et de tâches d'un rouge foncé ou noirâtres; juin; bois montueux; cultiv.

4. DOMPTE-VENIN. *Arclepias vincetoxicum* (*L.*)—V.; t. cylind., glab., 45 centim. de h., oppos., cordif., aigues, entières, pétiol., vertes et lisses en-dessus, ov., pointues, un peu en cœur à leur base; fl. blanches ou jaunâtres, assez petites, formant des espèces de petites omb. simpl., pédoncul. dans l'aissel. des f. supér.; cor. rotacée, à cinq lob. aigüs; mai, juin; bois sablon.

5. DOUCE AMÈRE. *Solanum dulcamara* (*L.*)—V.; t. lign., sarment., sans vrilles, écorce d'abord verte, devenant d'un jaune-fauve; f. alt., lisses, cordif., lancéol., vert de pré; fl. monopét., violet., en rose, pédoncul. en grappes, à cinq divis., étam. rapprochées en cône, d'un beau jaune; fr. ovoïd., rouge, en grappes pendantes; juin, juil.; haies, bords des bois et des ruisseaux.

6. DORADILLE. *Asplenium ceterach* (*L.*)—V.; pét. courts, portant une espèce de feuille découpée alternativement d'un côté et d'autre jusqu'à la côte du milieu, ayant sur le dos beaucoup d'écailles jaunâtres recouvrant la fructification; l. humides; murailles des puits, des fontaines.

7. ECLAIRE ou CHÉLIDOINE. *Chélidonium majus* (*L.*)—V.; t. herb., cylind., ram., cassante, rougeâtre et très-velue à sa partie inférieure; f. alt., pétiol., pinnatifid., lob., arrond., incis. et dent.; fl. jaunes formant un petit bouquet à l'extrémité des tiges; toute la plante donne un suc laiteux, jaunâtre, très-âcre; presque tout l'été; décombres, bords des haies.

8. ELLEBORE NOIR (ROSE DE NOEL.) *Helleborus niger* (*L.*).—Viv.; t. souterraine, horizont., articulée; f. paraissant radic., pétiol., à 7 ou 8 lobes, coriaces, dent. en scie et obovat.; fl. au nombre de 1 ou 2 sur une hampe de 6 à 15 centim. de h., très-grandes, penchées et accompagnées de 2 bractées; cor. 5 à 6 pétal., creux, en forme de cornets, blanc nuancés de rose, obtus, arrondis; de décembre en février, l. frais et ombrag. des montagnes, Provence, Dauphiné, Vosges; cultiv.

9. ELLEBORE BLANC. *Veratrum album* (*L.*)—V.; t. peu élevée, droite, terminée par un panicule de fl. verdâtres à 6 pét., oblong, 6 étamines, 3 pistils; f. sess., amplexic., ov., aigües, entièr., ayant des plis longitudinaux; pâturages élevés de l'Auvergne, du Jura, de la Provence, des Alpes; cultivé.

10. ELLEBORE FÉTIDE. *Helleborus fetidus* (*L.*)—V.; t. cylind. de 50 à 60 centim. de h., ayant une f. florale au bas de chaque pédoncule; f. radic. et caulin. à plusieurs pét. réunis à un long pét. commun, formant des feuilles qui sont alt., oblong., dent., vert-brun; fl. en rose, termin., vertes, à 5 pétal. arrond., obtus, larges, persistants, rouges aux bords, sans cal., grand nomb. d'étam.; haies, lisières des bois.

11. EUPATOIRE. *Eupatorium connabinum* (*L.*)—V.; t. carrée, rameuse, velue; f. sess., oppos., de 1 mètre à 1 mètre 1/2, divis. en 3 lobes lancéol., dent., vert-cendré, quelquefois supér., simples, fl. nombreuses, rougeâtres, en corymb. à l'extrémité des tiges et des rameaux; cal. compos. d'écailles oblong., obtuses, imbriquées, un peu colorées au sommet; sem. surmontée d'une aigrette, sess., pileuse; lieux aquatiques.

12. EUPHORBE ÉPURGE. *Euphorbia lathyris* (*L.*)—B.; t. droite, simple, de 60 centim. à 1 mètre de haut., f. sess., oppos., lancéol., vert très-clair; fl. monoïq. formant une grande omb. à 4 rayons accompagnés à chaque bifurcation de 2 grandes f. florales, ov., aigües; fl. mâles 15 à 20 étam. autour de la fleur femel.; fr. à 3 côtes et à 3 loges, contenant chacune une graine grosse et jaunâtre; juin; lieux cultivés, bords des chemins.

# PLANCHE SIXIÈME.

1. FENU-GREC. *Trigonella fœnum-grecum* (*L.*)—A.; t. droite, cylind., un peu velue, de 30 centim.; f. alt., pétiol., trifoliol., à fol. obov., obtuses, stipul., en fer de lance et entièr.; f. jaunâtres, sess., axill, solit. ou géminées; cor. papillon; gousse glab., longue d'environ 20 centim., renfermant 12 à 15 sem. brunes ou jaunâtres; midi de la France; cultiv.

2. FILIPENDULE. *Spiræa filipendula* (*L.*)—V.; t. simp., terminée par un corymb. de f. blanches; f. vertes des 2 côtés, offrant un grand nombre de divisions très-fines; racine remarquable par des tubercules charnus, plus ou moins gros, blancs à l'intérieur, comme suspendus par des filaments; juin, juil.; bois sablon.; cultiv.

3. FOUGÈRE MALE. *Pteris aquilina* (*L.*)—V.; r. ou souche souterraine, horizont., remarquable lorsqu'on la coupe en travers par 2 lignes noirâtres qui se croisent et représentent en quelque sorte l'aigle de l'empire; f. grandes, pétiol., ov., pinnées, les pinnules rapprochées, longues et pinnatif., foliol., linéair.; pét. courts, brun-foncé, écailleux; lieux stériles, bois.

4. FUMETERRE. *Fumaria officinalis* (*L.*) — A.; t. herb., ram., glauq., carrée, de 30 centim; f. pétiol., très-divis., lob. ou fol., ail., dent.; fl. purpur., à 4 pét., inégaux, le supér. formant un éperon à la base, l'infér. libre; mai; lieux cultivés.

5. GAROU (SAINT-BOIS) *Daphne gnidium* (*L.*)—V.; t. cylind., de 30 à 45 centim, très-ram.; f. étroites, linéair., lancéol., aigües, très-rapprochées; fl. blanches, pédoncules, odor., vel., grouppées au bout des tig.; baie globul., sèche, noirâtre; lieux secs et incultes du midi.

6. GENTIANE (GRANDE) *Gentiana lutea* (*L.*)—V.; t. droite, lisse, cylind., de 60 centim. à 1 mètre; f. sess., ov., oppos., vert clair, à 5 et 7 nervures, analog. à celle de plantain; f. radic., pétiol. très-courtement; fl. verticil., pédoncul., sess.; cor. monopét., en roue évasée, à 5 ou 8 divis., anthères droites, 5 étam., 2 pistils; r. d'un brun noirâtre à l'extér., jaune à l'intér., grosse, cylind., rugueuse, charnue, spongieuse, traçante; mai; lieux montueux, Bourgogne, Vosges, Alpes, Pyrénées.

7. GÉRANION A ROBERT. *Geranium robertianum* (*L.*)—V.; t. dressées, ram., dichotome, géniculées et articulées, vel., cylind. et rougeât.; f. oppos., pétiol., divis. en 3 fol. pinnatif., rougeâtre, un peu vel.; fl rouges, géminées; pédoncules axil., plus longs que les f. et bifurqués à leur sommet; cor. à 5 pét. obov., arrondis, obtus; 10 étam. anthérifères et fertiles; juin; lieux omb., incult.

8. GERMANDRÉE ou PETIT CHÊNE. *Teucrium chamædrys* (*L.*)—V.; t. quadrangul., couchées, tomenteuses, articulées, rameuses, de 15 à 20 cent. de haut.; f. pétiol., oppos., obtus, petites, ov., crénelées, luisantes, vert brun, parfois rougeâtres; fl. rose-foncé ou purpur., verticil. par 4, unilabiées; cal. à 2 lèv., la supér. à 1 dent. l'intér. à 4.; juin et juil.; lieux arides, bois.

9. GERMANDRÉE AQUATIQUE. *Teucrium scordium* (*L.*)—V.; t. quadrangul., ram., velue; f. sess., oblong., oppos., dent. en scie; fl. géminées, axil., blanches, bleues ou rougeâtres; cor. formant 2 lèvres, la supér. beaucoup plus courte que l'infér. (cette plante se distingue du petit chêne par le duvet blanchâtre qui le recouvre et par une odeur alliacée assez forte quand on la froisse entre les doigts); juillet; lieux humides.

10. GERMANDRÉE MARITIME. *Teucrium marum* (*L.*)—V.; t. de 30 centim., ligneuse, droite; branches nombreuses, contournées, cotonn.; f. pétiol., petites, ov., épaisses, vert blanchâtre en-dessus, cotonn. et blanches en-dessous; fl. rouge-violet, solit., en grappe au sommet des tiges, tournées d'un seul côté; cal. cotonn. à 5 dents; juillet; cultivée.

11. GLAYEUL PUANT. *Iris fœtidissima* (*L.*) — V.; t. d'environ 60 centim. partant du milieu des f., droite, à un angl., de la long. des f.; f. futiform, radic., amplexic., vert-gai; fl. pétal, sans barbe; pétal. intér. violet-pâle, de la longueur du styginate; fr. capsule allongée, triang., à 3 loges, 3 battants; sem. rouge-vermeil quand elles sont mûres; bois, taillis du Midi.

12. GLOBULAIRE. *Globularia alypum* (*L.*)—V.; arbuste; t. ligneuse, rameuse, à rameaux dressés, effilés, cylind., striés, rougeâtres, terminés par un capitul. de fl.; f. alt, obov., lancéol., aiguës, très-entièr., presque sess., dressées le long de la tige; fl. bleues, petites, disposées en capitul. globul., sess., formés d'un involuc. imbriqué, brun; mai, Midi de la France.

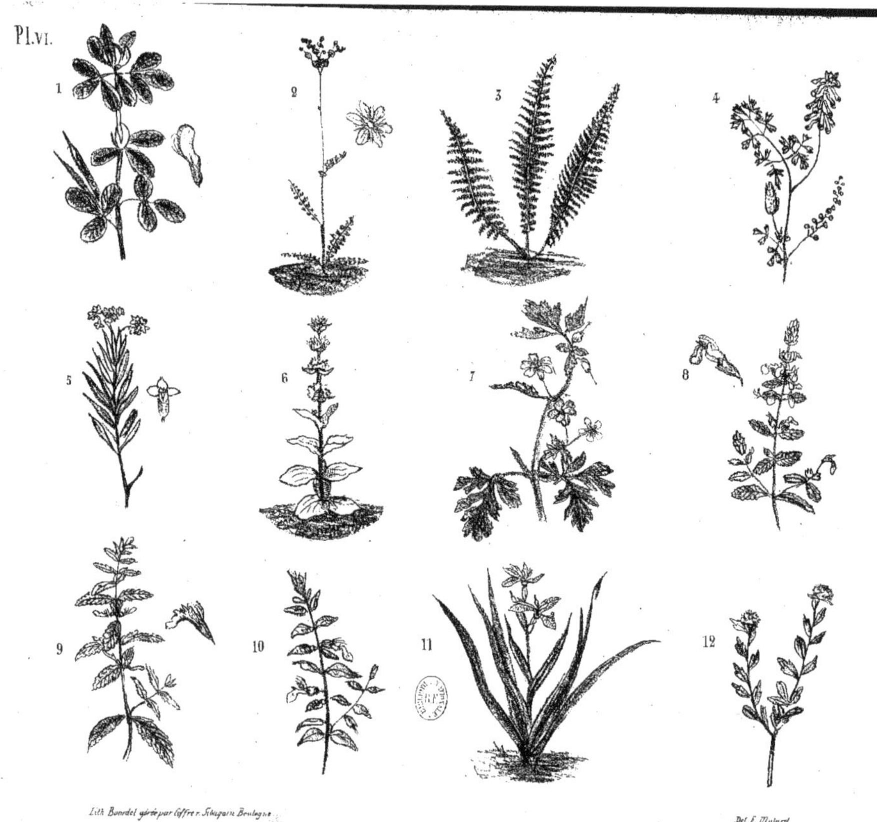


Lith Bourdel gérée par Coffre r. St Augustin Boulogne

Del. F. Malard

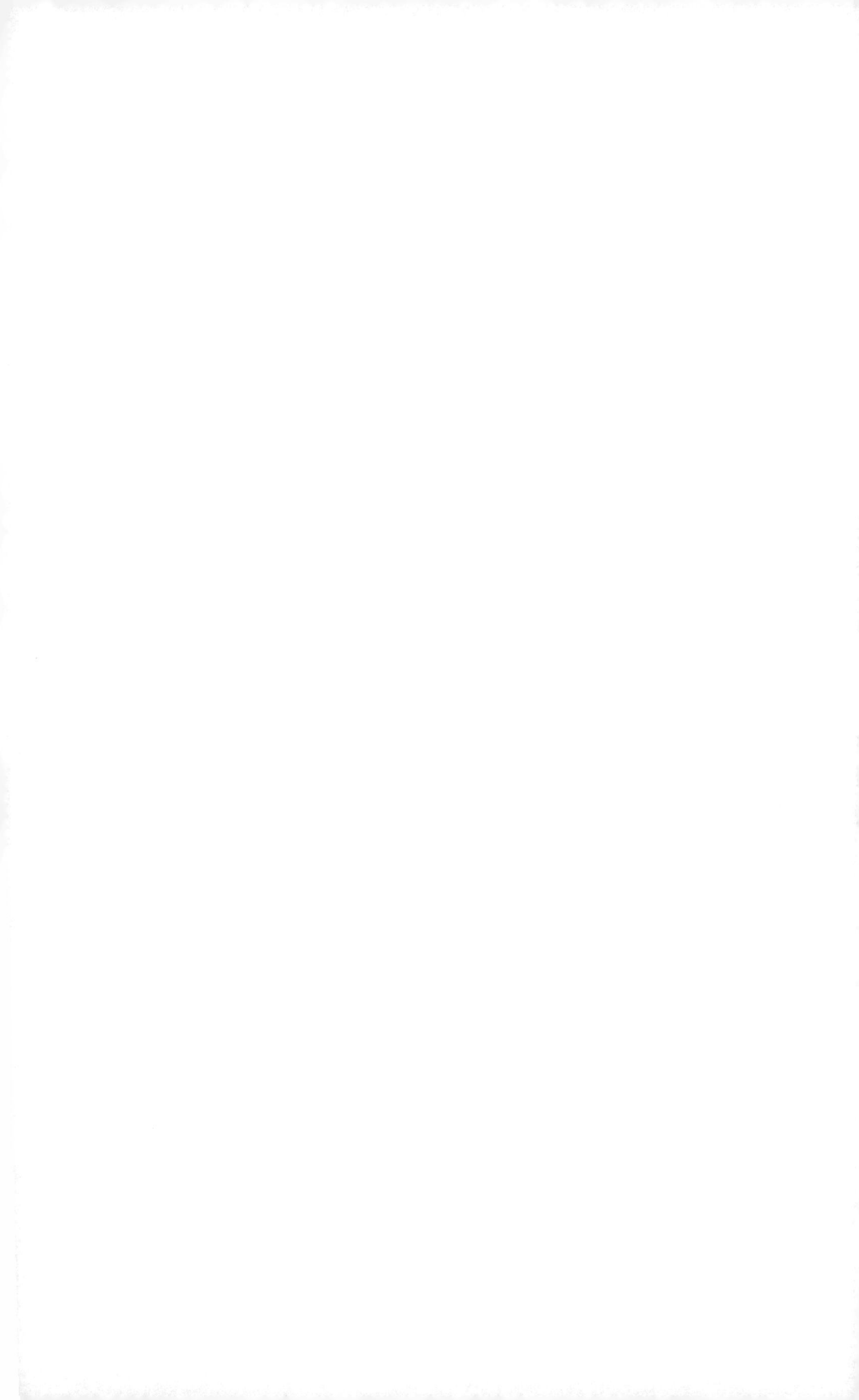

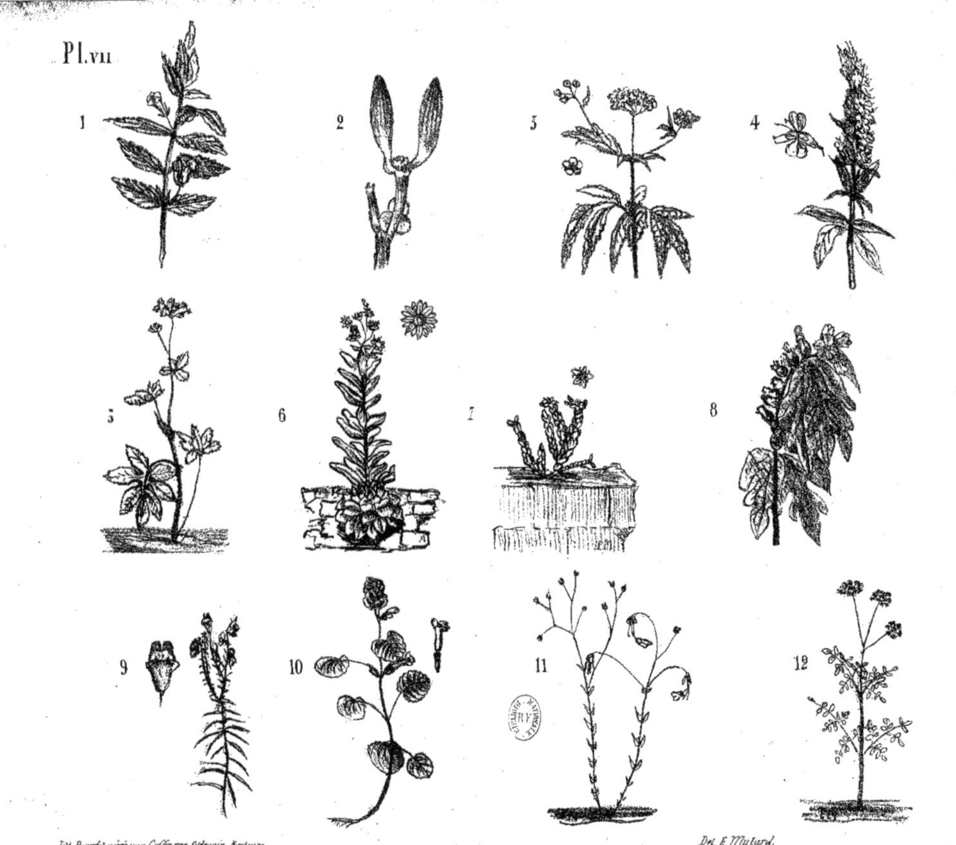
Pl. VII
1
2
3
4
5
6
7
8
9
10
11
12
Lith Bourdel, gérée par Coffre
Del. E. Mutard.

# PLANCHE SEPTIÈME.

1. GRATIOLE. *Gratiola officinalis* (*L.*) — Viv.; t. droite, noueuse, cylind., cannelée, de 30 centim. de h.; f. lancéol., arrond. au sommet, lisses, amplexic., sessiles, oppos., denticulées, vert clair; fl. pédoncul., monopét., solit., blanc jaunâtre ou rougeâtre, irrégul., tubul., labiées, la lèvre supér. cordif., relevée, l'infér. trifide; cal. monophylle, à 5 ou 7 divisions; juin, juillet; lieux humides, bois, prés.

2. GUI. *Viscum album* (*L.*) — Viv.; sous-arbrisseau parasite; t. ligneuse, de 30 à 60 centim., divis. en rameaux nombreux, étalés en tous sens, vert-brunâtre; f. lancéol., épaisses, oppos., dures, obtuses, très-entièr.; fl. sess., axil., 2 ou 3 ensemble, monoïq. ou dioïq., 4 pét. courts réunis par leur base sous l'apparence d'un cal.; fr. ou baie globul., monosperm., blanchâtre, contenant un suc visqueux; mai; arbres, pommier, etc.

3. HIÈBLE. *Sambucus ebulus* (*L.*) — V.; ne diffère du sureau qu'en ce qui ne dépasse pas 60 centimètres à 1 mètre et que sa tige herb. se dessèche chaque année; f. ail. avec impair, fol., vert foncé, dent.; fl. blanches, en corymb., souvent bordée d'une teinte violette; baies un peu plus petites que celles du sureau, à 3 sem., remplies d'un suc pourpre; juillet; champs cultivés.

4. HYSSOPE. *Hyssopus officinalis* (*L.*)—Ann.; t. nombr., droites, simples, grêles, carrées, cassantes, de 30 centim.; f. sess., étroites, longues, linéaires, vert-foncé; fl. bleues ou roses, réunies à l'aissel des f. supér., labiées; lèvre supér. échancrée, courte, droite, l'infér. trifid.; étam. et pistils plus longs que la cor.; juillet, août; collines sèches du Midi de la France.

5. IMPÉRATOIRE. *Imperatoria ostruthium* (*L.*)— Ne diffère de l'angélique que par l'absence de la collerette à la base de l'omb. générale; elle offre d'ailleurs le même aspect; T. creuse, épaisse, glab., cylind., de 30 à 60 centim. et quelquefois 1 mètre de h., couronnée par des omb. à fleurs blanches; juin; pâturages des montagnes, surtout dans les Alpes, en Auvergne, etc.

6. JOUBARDE (GRANDE). *Sempervivum tectorum* (*L.*) — V.; f. charnues, oblong., toujours vertes, imbriquées, sess., tendres, glob. aux 2 faces, souvent rougeâtres à leur sommet, et figurant par leur réunion en rosette une tête d'artichaut; t. partant du milieu des f., droite, de 45 centim., garnie de f. éparses, plus étroites que les f. radic., divis. au sommet en rameaux étalés, où sont placées en forme d'épi des fl. presq. sess., purpur., un peu vel.; juillet; toits, murs.

7. JOUBARBE (PETITE) ou VERMICULAIRE. *Sedum acre* (*L.*) V.; t. de 10 à 12 centim. de haut., nombr.; f. charnues, sess., presq. ov., vert-clair, serrées contre la tige; fl. jaune vif, rosacées, termin., cal. à 5 divisions, 5 pét. lancéol., ouverts, pointus, planes; juill.; toits, murs, rochers, etc.

8. JUSQUIAME. *Hyosciamus niger* (*L.*) — A.; t. de 45 à 60 centim. de h., cylindr.; recourb. en arc, ram., couverte de poils longs et gluants; f. sess., alt., épaisses, molles, grandes, presq. ov., sinuées et très-découpées sur le bord, vel. et visqueuses; fl. d'un jaune sale, en entonnoir, avec stries d'un rouge vineux, presque sess., en épis unilatéraux; cal. vel., à 5 dents, étam., inclinées; fr. capsul. allongés, à 2 loges s'ouvrant par le sommet et contenant des graines tuberculeuses, cendrées, inégales; juin, juillet; lieux incultes, autour des fermes, des granges, des décombres, etc.

9. LINAIRE. *Antirrhinum linaria* (*L.*)—V.; t. cylind., droite, de 30 à 45 centim. de h., garnie de f. nombr., éparses, sess., linéair., lancéol., glab., vert-glauque; fl. jaunes assez grandes, rapprochées en épi au sommet des tiges et des rameaux; cor. monopét., à éperon à sa base, limbe divisé en 2 lèvres obtuses; cal. à 5 foliol; juillet, août; bords des haies, des champs.

10. LIERRE TERRESTRE. *Glechoma hederacea* (*L.*) —Viv.; t. herb., carrée, grêle, rougeâtre, vel., rampante à sa base, jetant des racines; f. oppos., pétiol., réniform., à larges crénelures, vert foncé; fl. petites, bleues-violacées, quelquefois roses ou même blanchâtres, 2 à 3 à l'aisselle de chaque f. labiées, lèv. supér. droite, obtuse, bifide, l'infér. trifide, grande, ouverte et obtuse, avril, mai; lieux frais et ombragés.

11. LIN CATHARTIQUE. *Linum catharticum* (*L.*) —A.; t. très-grêles, simples, couchées à leur base, redressées à leur partie supér. et divis. en rameaux dichotomes, f. oppos., ov., oblong., glab., vert foncé; fl. petites, blanches, pédonculées, à la partie supér. de la tige et des rameaux; presque tout l'été; bois, prés, bords des haies.

12. LIVÊCHE ou ACHE DE MONTAGNE. *Ligusticum levisticum* (*L.*)—V.; t. de 2 mètres de h., verte, ram., cannelée, creuse; f. très-grandes, luisantes et assez semblables à celles de l'âche ordinaire; fl. en omb. termin. et d'un blanc jaunâtre; rac. charnue, blanche à l'intér., noirâtre à l'extér., d'une odeur se rapprochant de celle de l'angélique; juin, juillet; montagnes du Midi; cultiv.

# PLANCHE HUITIÈME.

**1. LISERON** (GRAND.) *Convolvulus sepium (L.)*—V.; t. grêles, sarmenteuses, longues, herb., tendres, succulentes, cannelées, laiteuses, s'entortillant aux plantes voisines; f. alt., petiol., glab., d'un beau vert, cordif., ayant les 2 lob. de leur base tronqués; fl. blanches, monopét., en cloche, à 5 plis; cal. campaniforme à 5 divis.; juillet, août; haies.

**2. MARRUBE BLANC.** *Marrubium vulgare (L.)* — V.; t. de 45 à 60 centim., carrée, vel., droite, rameuse, branchue, blanchâtre; f. coton., pétiol., arrond., ridées, inégalement dentées; fl. verticil., labiées, d'un blanc terne, petites, lèvre supér. relevée, fendue, linéaire, plane, lèvre inférieure à 3 lob., celui du milieu plus grand, échancré; cal. à 10 dents; tout l'été; bords des chemins, lieux incultes.

**3. MATRICAIRE.** *Matricaria parthenium (L.)*—Viv.; t. droites, lisses, fermes, cannelées, peu ram., de 60 centim. de h.; f. d'un vert jaunâtre, alt., pétiol., ailées, larges, à fol., pinnatifid., dent. et aigües; fl. radiées, pédonculées, en corymbe à l'extrémité des tiges et des rameaux, disque jaune, couronne blanche; été; lieux cultivés, champs.

**4. MELILOT.** *Trifolium melilotus officinalis (L.)*—A.; t. droite, ram., cylind., striée, de 60 centim. et plus; f. ternées, alt., pétiol., semblables à celles du trèfle, dont elles ne diffèrent qu'en ce que la fol. du centre est pédiculée; fl. jaunes, radiées, petites, odor., en longs épis unilatéraux, un peu pendantes; été; bois, prés, haies; cultiv.

**5. MENTHE POIVRÉE.** *Mentha peperita (L.)* — V.; t. de 30 à 45 centim. de h., quadrangul., ram., un peu vel., droite, rameaux oppos., dressés; f. ov., lancéol., pointues, dent. en scie, vert foncé, à pét. court et cannelé; fl. rougeâtres-violacées, en épis serrés terminaux, étam. plus courtes que la cor. portant des anthères purpurines, odeur et saveur qui caractérisent son huile; fin de l'été; cultiv.; spontanée dans les Pyrénées.

**6. MENTHE AQUATIQUE.** *Mentha aquatica (L.)*—Viv.; t. velue, droite, ram., de 30 à 60 centim. de hauteur; f. pétiolées, glab., ovales, dentelées en scie; fl en tête, étam. plus longues que la cor.; été; bords des ruisseaux, fossés, marais.

**7. MENTHE POULIOT.** *Mentha pulegium (L.)* Viv.; t. lisses, petites, cylind., rampantes et un peu redressées, de 16 centim. de hauteur; f. ovales, arrondies, petites, nerveuses, vert obscur, un peu dentelées, pétiol. courts; f. en verticil. très-serrées, lesquelles sont séparées par des fr. florales et diminuant de grandeur jusqu'au sommet, où ils forment un épi; étam. plus longues que la cor.; été; lieux humides, bords des ruisseaux.

**8. MENYANTHE** ou TRÈFLE D'EAU. *Menyanthes trifoliata (L.)* Viv.; t. herbacée, ram., horizontale, articulée, grosse, cylind., de 45 cent. de hauteur; f. radic. à longs pétiol., à 3 fol. ovales, entières, vert foncé; fl. blanches, un peu roses, infundibuliformes, à 5 découpures ciliées, ovales, pointues, recourbées, ouvertes; 5 étam. à anthères d'un jaune foncé, 2 stigmates, un style; avril, mai; lieux aquatiques.

**9. MERCURIALE ANNUELLE.** *Mercurialis annua (L.)*—A.; t. anguleuse, lisse, ram., géniculée, d'environ 30 cent.; f. lisses, ovales, simples, entières, pointues, oppos., vert plus foncé dans la plante femelle; fl. mâles et fl. femelles sur des pieds séparés, sans pét.; les fl. mâles ont 12 étam. et un cal. à 3 divisions lancéol., ovales, concav.; les fl. femelles ont 2 pistils et 2 nectaires pointus; tout l'été; lieux cultivés, jardins.

**10. MILLEPERTUIS.** *Hypericum perforatum (L.)*—Viv; t. droite, ram., glab., cylind. rougeâtre, presque ligneuse, 40 à 45 centim.; rameaux oppos. formant une sorte de cyme au sommet; f. ovales, oppos., sess., nerveuses, un peu gluantes, vert foncé en-dessus, vert glauq. en-dessous, parsemées de vésicules transparentes ressemblant à de petits trous; fl. jaunes, terminales, en bouquets; cor. de 5 pétal. étalés, oval., obtus, sess.; étam. nombreuses, saillantes; juil.; bois, pelouses.

**11. MORELLE.** *Solanum nigrum (L.)*—A.; t. ram., angul., glab., de 30 à 40 centim. de hauteur; f. presque triangul. et inégalement lobées, alternes, molles, vertes; pétiol. éparses; fl. blanches formant des espèces de petits bouquets pendants composés de 6 à 8 fl.; baies d'abord vertes, noires à leur maturité; tout l'été; jardins, haies, le long des murailles.

**12. MOSCATELLINE.** *Adoxa moschatellina (L.)* — V.; t. menues de 8 à 10 centim.; f. vert-jaunâtre, pétiol., oppos., au nombre de 2, ternées, trilob.; lob. pétiol., lisses, lob. latéraux à demi-bilob., celui du milieu trifide; fl. verdâtres, très-petites, termin., formant une petite tête cubique au nomb. de 5 cor. monopét. en rosette, à 4 ou 5 segments, 10 étam., cal., trifide; printemps; lieux ombragés, haies, bords des ruisseaux; odeur musquée.

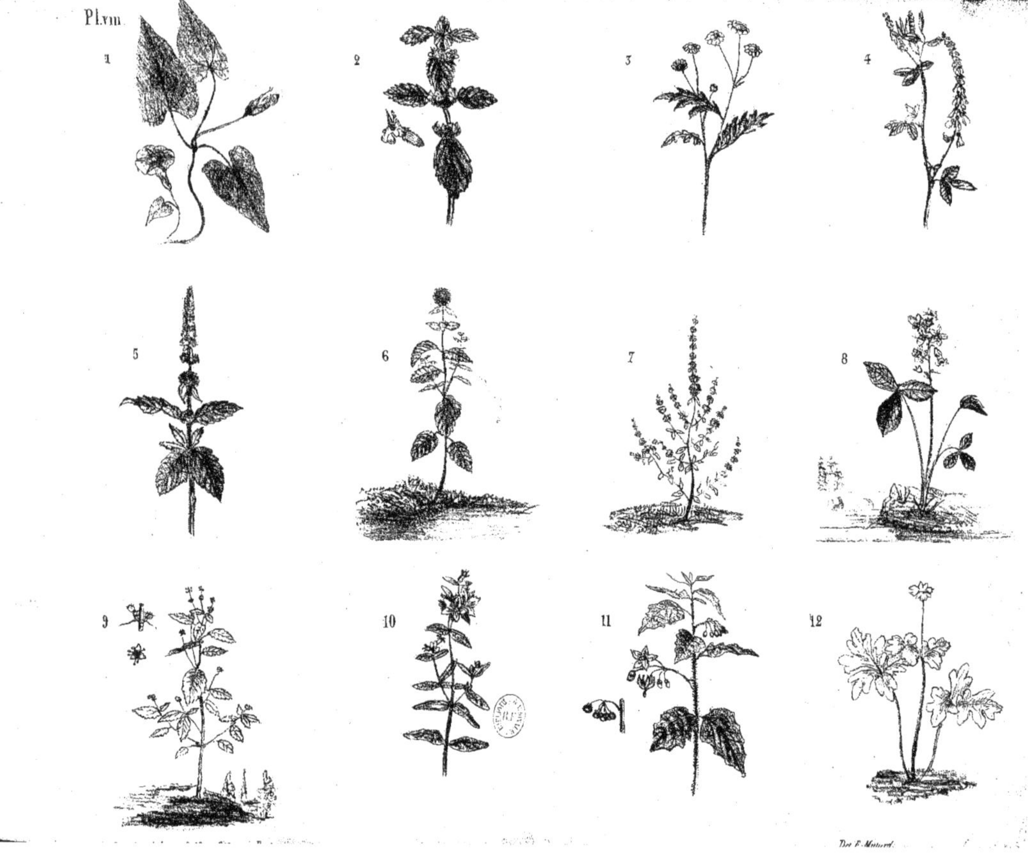
Pl.VIII
1
2
3
4
5
6
7
8
9
10
11
12

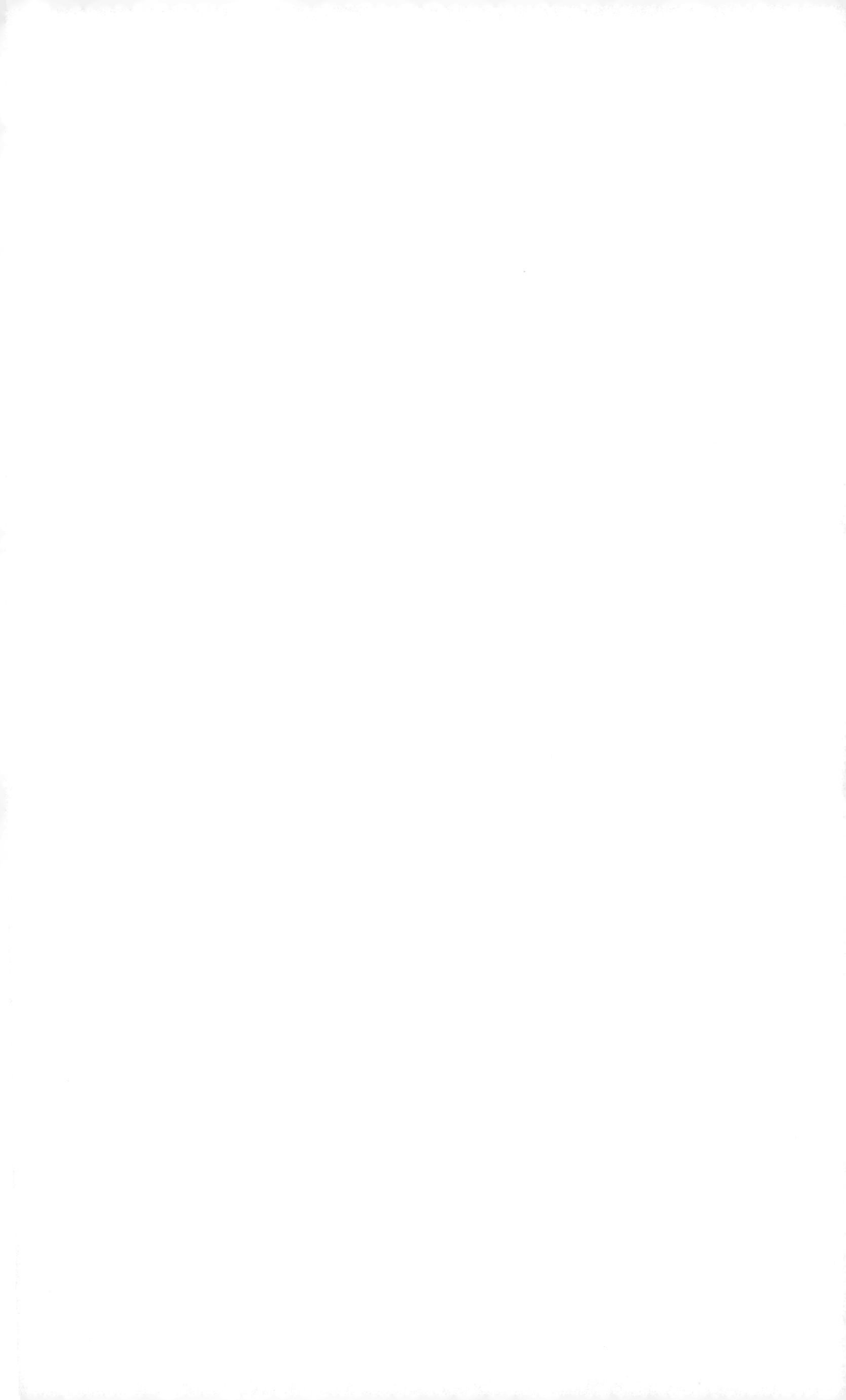

Pl. IX

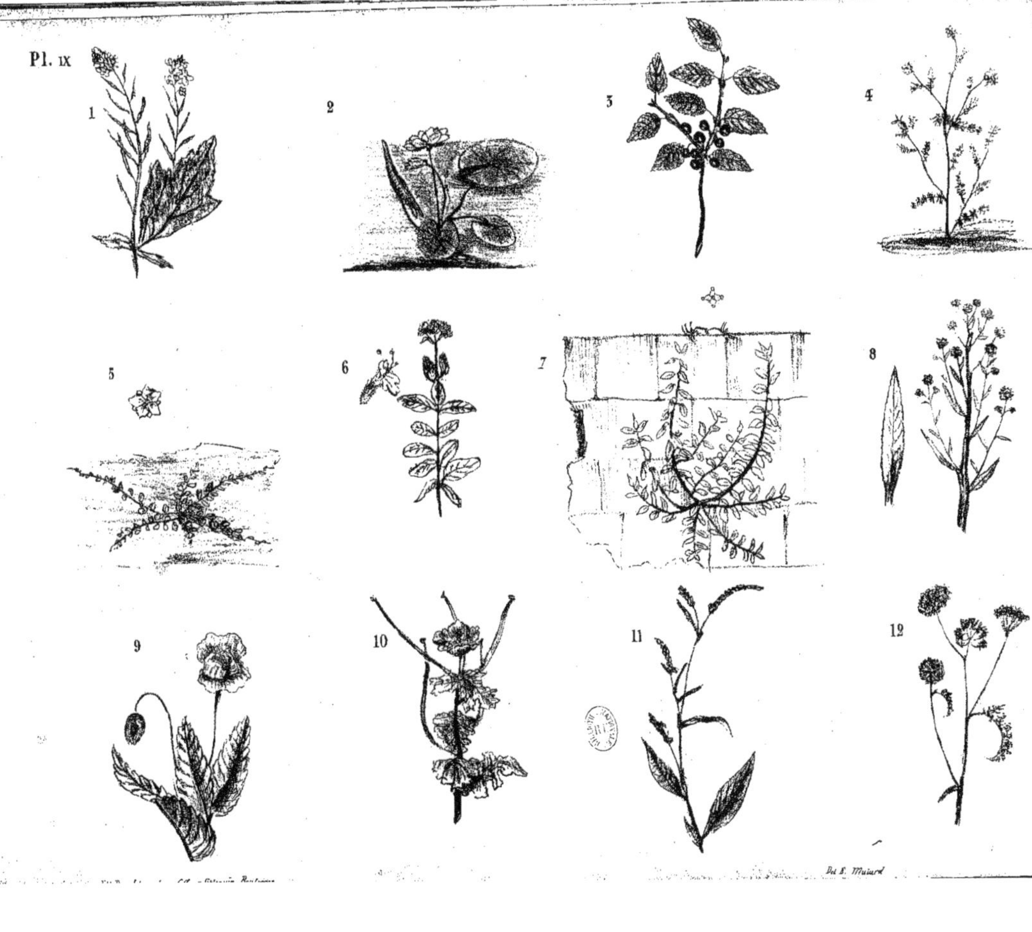

# PLANCHE NEUVIÈME.

1. MOUTARDE. *Sinapis nigra* (*L.*) — A.; t. de 1 mètre, droite, ram., cylind., glauq. et glab.; f. grandes, sess., glab., un peu épaisses, les supér. entières, lancéolées, aigües, alternes; fl. cruciformes, jaunes, petites, pédonculées, en longs épis à la partie supér. des divisions de la tige; pétales oval., planes, ouverts; siliques grêles, dressées, appliquées contre la tige, terminées par une pointe courte; juillet et août; lieux humides, décombres; cult

2. NÉNUPHAR. *Nymphea alba* (*L.*)—V.; point de tige; f. très-grandes, à longs pét., entièr., épaisses, charnues, veinées, lisses, échancrées en cœur, épanouies à la surface de l'eau; fl. de la blancheur du lis, grande, en rose, 10 à 15 pétal. plus grands que le cal., les intér. beaucoup plus petits; filaments des étam. élargis, pétaliformes; cal. de 4 feuillets; rac. très-grosse, jaune-verdâtre en-dehors, blanche en-dedans, rampante au fond de l'eau; juin et juillet; étangs, rivières.

3. NERPRUN. *Rhamnus catharticus* (*L.*) — Arbriss.; t. de 3 mèt., droite, branches épineuses, écorce lisse, brune, bois jaune; f. alt., pétiol., ov., arrond., finement dent. à leurs bords, d'un vert luisant, simples, lisses, semblables à celles du prunellier, quoique plus petites, fl. petites, réunies en bouquets dans l'aisselle des feuil.; 4 pét. d'un blanc terne, 4 ou 5 étam., 1 style; fr. ou baie petite, charnue, arrondie, qui noircit en mûrissant, et contient 4 sem. dures; avril, mai; haies.

4. NIELLE cultivée. *Nigella sativa* (*L.*)—A.; t. droite, cylind., de 30 centim., rameuse et visqueuse à la partie supér.; f. vel., alt., pétiol., pubescentes et découpées en filaments; fl. d'un bleu-clair et cendré, q.q.f. blanches, grandes, solit., termin.; cor. de 8 pét., étam. au nombre d'environ 40 en faisceaux longitudinaux, formés chacun de 5 étam. superpos.; capsul. hérissées de piquants; sem. triangul., brunes ou grisâtres: juil., août; cultivée.

5. NUMMULAIRE. *Lysimachia nummularia* (*L.*)—V.; t. rampantes sur le sol; f. ov., oppos., obtuses, un peu en cœur; fl. solitaires, assez grandes, jaunes, émaillant le bord des ruisseaux et les prés humides en juin et juillet.

6. ORIGAN. *Origanum vulgare* (*L*)—V.; t. dressée, velue, ram. à sa partie supér., rougeâtre, de 30 centim. environ; f. oppos., pétiol., vel., un peu en cœur, entières, vert foncé; fl. rosâtres, en petits capitules pédonculés, oppos., rapprochées en tête à la partie sup. des rameaux et dont la réunion forme une sorte de panicule serré; cor. à tube long, grêle, cylind., trois fois plus long que le calice; lèvre supér. plane, fendue, l'infér. à 3 lobes, celui du milieu presque rond et plus grand; étam. plus longues que la lèvre supér.; juillet, août; bois, pelouses.

7. PARIÉTAIRE. *Parietaria officinalis* (*L.*)—V.; t. rougeâtre, succulente, cassante, branchue dès sa base, d'environ 60 centim.; f. alt., pétiol., simples, entières, oval., lancéol., luisantes en-dessus, vel. en-dessous, nerveuses, 2 fl. hermaphrodites et une femelle dans le même calice; ces fl. sont vertes, presque sessiles, et naissent dans les aisselles des f.; tout l'été; masures, murailles humides.

8. PASSERAGE (grande). *Lepidium latifolium* (*L.*)—V.; t. droite, ram., glab., glauq., de 60 cent., f. ov.-lancéolées, vert-pâle ou glauq., les infér. rétrécies en pétioles à leur base, les supér. sess., plus étroites; fl. blanches, très-nombr., petites, pédonculées, en grappes courtes, formant à l'extrémité des rameaux un large panicule; cor. de 4 pétales arrond., entiers; mai, juin, juil.; lieux humides, ombragés, bord des ruisseaux.

9. PAVOT BLANC. *Papaver somniferum* (*L.*) — A.; t. droite, cylind., lisse, forte, de 1 mètre à 1 mètre 30 c.; f. larges, alt., amplexic., incisées, inégalement dentées, d'un vert glauque; f. termin., solit., à 4 pétales arrond., ouverts, grands, variant du blanc au rouge, au pourpre selon les terrains, marqués d'une tâche noirâtre vers leur base; fr. capsul. très-grosses, glab., ov., remplies de sem. très-petites, noires ou blanches, si nombreuses que Linné en a compté jusqu'à 32,000 sur un seul pied; été; cultivé.

10. PAVOT CORNU. *Chelidonium glaucium* (*L*).—B.; t. glabre; f. amplexic., glauq, sinuées; pédoncules uniflores; fl. grandes et jaunes; 4 pétales siliq., linéaires; été; lieux stériles, secs.

11. PERSICAIRE BRULANTE. *Polygonum hydropiper* (*L.*)—A.; t. glabre, cylind., articulée, souvent rougeâtre, un peu rameuse, droite ou un peu flexueuse; f. simpl., glab., alternes, médiocrement pétiol., lancéol., aigües, entièr., sans tâches, accompagnées de stipules courtes, tronquées, très-rarement ciliées; fleurs en épis lâches et grêles, axil., simpl. ou à peine rameux, garnis de bractées en écailles; calice blanchâtre ou coloré en rouge, à 4 lobes, 6 étam., 1 style à demi-bifide; sem. un peu triangul.; été; fossés humides, bord des ruisseaux.

12. PHELLANDRE AQUATIQUE. *Phellandrium aquaticum* (*L.*)— B.; tige droite, grosse, ram., cylind., creuse, noueuse, striée, de 60 cent. à 2 mètres suivant la profondeur des eaux, et donnant naissance, de ses nœuds infér., à des fibres radicales qui partent annuellement; f. glab., vert foncé, pinnées, très-grandes, formées d'un nombre considérable de fol. profondément pinnatifides, dont les lobes sont entiers; fl. blanches, en omb. termin., sans involucres, les involucelles composées de 6 à 8 fol. étalées; juillet; étangs, mares, bord des ruisseaux.

# PLANCHE DIXIÈME.

1. POLYGALA VULGAIRE. *Polygala vulgaris* (*L.*) —V.; t. menues. les unes couchées, d'autres redressées, simples ou ram., de 15 à 25 centim.; f. linéaires, lancéol., glab., éparses, sess., très-entières, vert foncé, les infér. un peu plus larges que les autres; fl. en grappe termin. unilatérale, monopét., imitant une papillonacée, beau bleu tirant sur le violet, tubulée, divisée en 2 lèvres, dont l'infér. frangée, prolongée par une barbe colorée, la supér. fendue; juillet, août; prairies sèches.

2. POLYPODE. *Polypodium vulgare* (*L.*) — Vivace; point de t.; souche horizontale, dure, charnue, écailleuse, brune, d'où s'élèvent plusieurs f. droites, longues de 20 à 30 centim., pét., ov., lancéol., divis. latéralement en lob. profonds ou en fol., alt., parallèles, lancéol., obtuses, denticulées, diminuant de grandeur vers le sommet des f.; fructifications en capsules formant des groupes arrond., assez gros, d'un beau jaune, sur les deux côtés de la nervure: bois, troncs des vieux arbres, vieux murs.

3. POLYTRIC ou PERCE-MOUSSE. *Polytricum commune* (*L.*)—T. simples, quelquefois divisées à leur base, droites, de 8 à 12 centim., garnies à leur base de petites f. en forme d'écailles jaunâtres, lancéol., cachées dans les gazons; les autres, à l'air libre, vertes, un peu rougeâtres à leur sommet, linéaires, lancéol., très-finement dentées en scie, les supér. plus longues; pédoncul. à l'extrémité des t., rougeâtres, solit., termin. par un bourrelet circulaire sur lequel est une capsule quadrangul., droite, peu inclinée; la coiffe extér. est ov., aigüe, couverte de longs poils brillants, jaune d'or ou rougeâtre; forêts, terrains froids et humides.

4. POMME ÉPINEUSE ou STRAMOINE. *Datura stramonium* (*L.*)—A.; t. herb., épaisse, très-ram., cylind., de 60 centim. à 1 mètre 50 centim et plus de h.; f. grandes, ov., pét., sinuées, angul., vert obscur; fl. blanches ou légèrement teintes de violet, grandes, solit., portées par des pédonc. courts, naissants dans les bifurcations des rameaux ou près de l'aisselle des f.; cor. infundibul. et à 5 plis; cal. tubuleux, allongé, caduc, marqué de 5 côtes saillantes; fr. capsule ovoïde, hérissée de piquants aigüs. contenant des graines brunâtres, réniformes et inégales à l'extér.; juin, juillet; lieux incultes.

5. PULMONAIRE. *Pulmonaria officinalis* (*L.*)—V.; t. droite, velue, un peu angul., de 15 à 30 centim.; f. radic., pétiol., ov., cordif., poilues, avec tâches blanches, f. supér. sess., plus allongées, plus étroites, quelquefois sans tâches, alt., traversées par une nervure simple; fl. violet. et quelquefois purpur. en bouquet termin.; mars, avril; bois; cultivée.

6. PULSATILLE COMMUNE. *Anemone pulsatilla* (*L.*)—V.; t. cylind., vel., de 12 à 24 centim. de haut., portant une seule fl. penchée à leur sommet; f. radic. 2 fois ailées, à divisions presque linéaires, soyeuses; fl. sans cal. ayant à la place une collerette de 3 f. multifid. découpées presque comme les f. radic., rapprochée de la cor. quand la floraison commence, mais éloignée ensuite par l'accroissement du pédoncule propre de la fl.; cor. de 6 pét., lancéol., rouges-bruns; sem. à longues queues plumeuses; avril, mai; bois sablon., paturâges secs.

7. QUINTE FEUILLE. *Potentilla reptans* (*L.*)—V.; t. minces. effilées, ramp., articulées et stolonifères comme le fraisier; f. pétiol., vert foncé, digitées, fol. crénelées aux bords, 5 sur le même pét.; fl. rosacée, à 5 pét. jaunes, arrond., échancrés, adhérents, ainsi que les étam., à un cal. à 10 découpures alternativement plus courtes et recourbées; été; lieux incultes; bord des chemins.

8. RAIFORT SAUVAGE. *Cochlearia armoracia* (*L.*) V.; t. droite de 60 centim. environ, cannelée, creuse, ram., garnie à sa base de f. très-grandes, ov.-oblong., semblables à celles de la patience aquatique, et chargée dans sa longueur de f. beaucoup plus petites, sess., linéaires-lancéol., dent. ou incisées; fl. cruciform., assez petites, en grappes à l'extrémité de la tige et des rameaux; mai, juin; fossés, bords des ruisseaux, cultivé.

9. RENONCULE ACRE. *Ranunculus acris* (*L.*) — V.; t. droite, simple dans sa partie infér., divisée en haut en rameaux grêles portant les fl.; f. radic., palmées, à 3 ou 5 lob. pointus, incisés; f. de la t. plus découpées, digitées, les supér. à trois lanières ou simples; fl. jaunes, cal. poilu, étalé; tout l'été; près humides.

10. RENONCULE SCÉLÉRATE. *Ranunculus sceleratus*—(*L.*)—A.; t. cannelée, très-ram., 45 centim. de haut., quelquefois plus petite et presque simple, multiflore; f. glab., les infér. palm. 3 ou 5 lob.; celles des t. digitées à divisions linéaires; fl. jaunes, petites; tout l'été; lieux aquatiques.

11. RHAPONTIC. *Rheum rhaponticum* (*L.*) — T. droite, cannelée, de 1 mètre et plus, ram., garnie à la base de f. grandes, ov., cordiform., vert foncé, à longs pét., celles des t. lancéol. plus étroites; fl. termin., paniculées, blanches-verdâtres; r. très-grosse, charnue, brunâtre à l'extér., jaune-marbré à l'intér.; Alpes, Pyrénées, etc.; printemps; cultivé.

12. RICIN. *Ricinus communis* (*L.*) — A. en Europe; t. droite, de 1 à 2 mètres, ram., cylind., herb., fistuleuse, lisse, rouge-violet; f. alt., simples, à longs pét., palmées, à 7 ou 9 lob., ov. lancéol., aigües, glab., vert foncé en-dessus, plus pâle en-dessous; fl. sans pétal., mâles et femelles sur le même pied, en épis axill., termin., les fl. mâles ayant le cal. à 5 divisions et beaucoup d'étam. réunies à leur base, les fl. femelles ayant un cal. à 5 divisions et un ovaire à 3 styles bifides; fr. capsule à 3 côtes couvertes d'épines et contenant chacune 1 sem.; juillet.

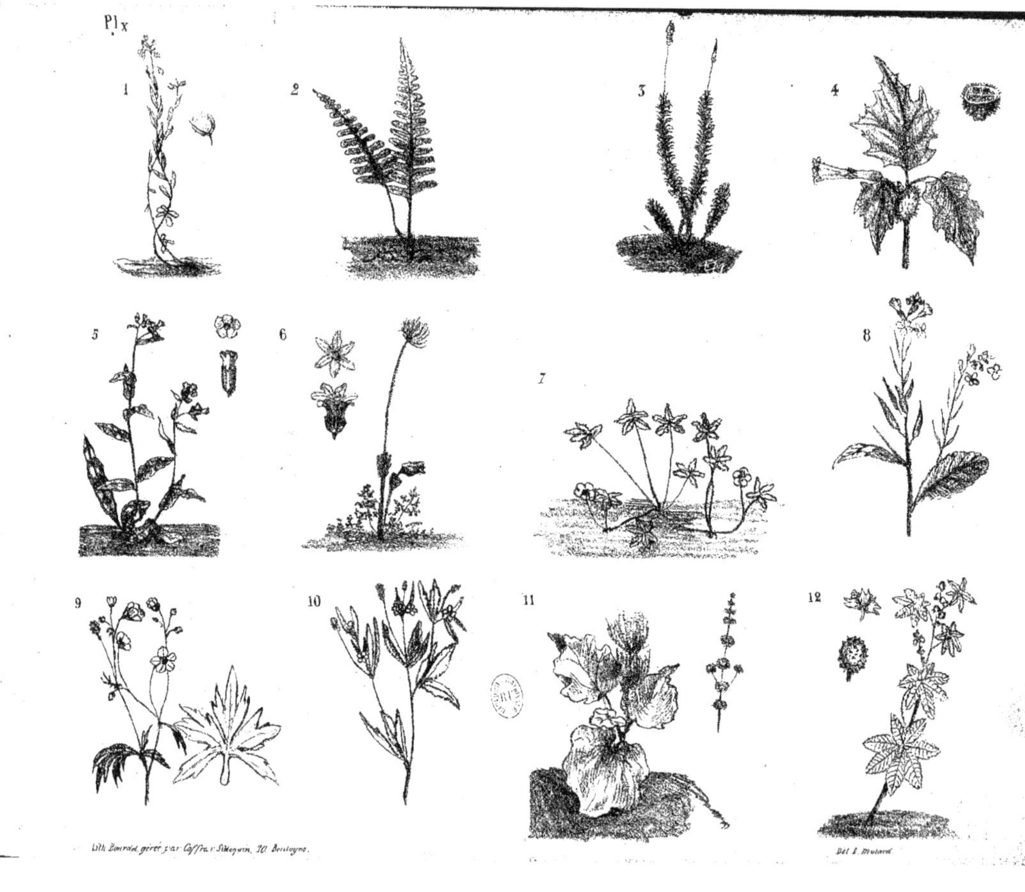
Pl. X
1
2
3
4
5
6
7
8
9
10
11
12

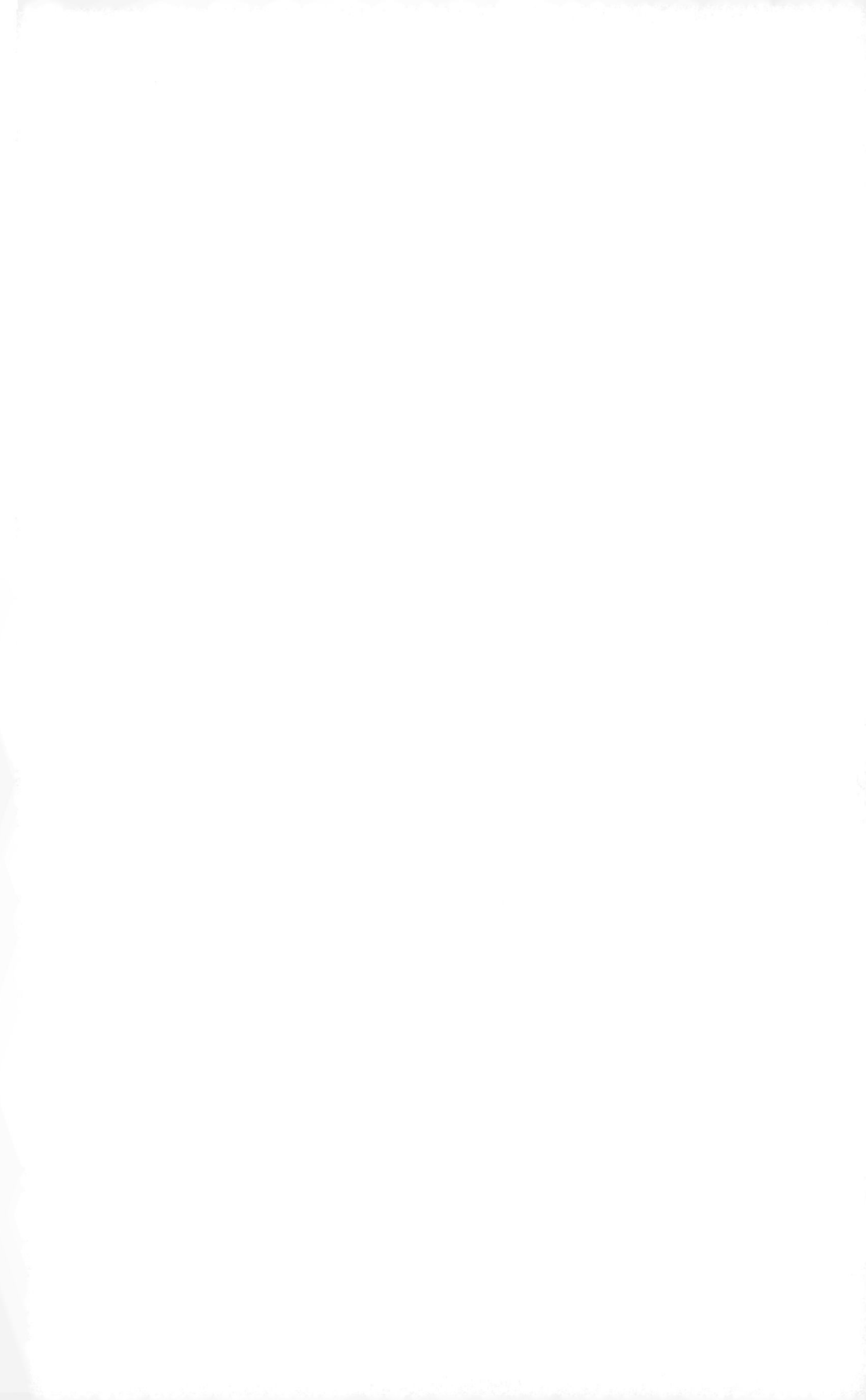

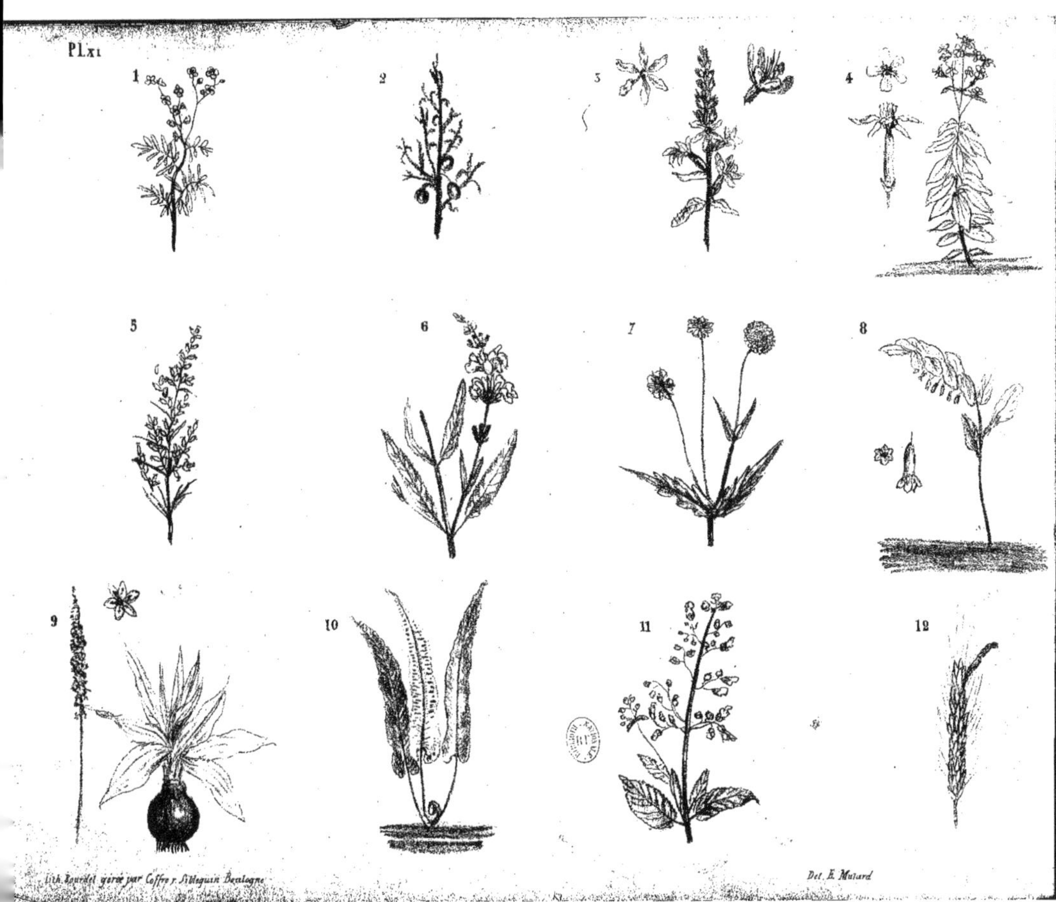
Pl. XI
1
2
3
4
5
6
7
8
9
10
11
12
Lith. Bourdel gérée par Coffre r. Siblequin Boulogne
Del. E. Mutard

# PLANCHE ONZIÈME.

1. RUE. *Ruta graveolens* (*L.*)—V.; t. de 60 centim. à 1 mèt. et plus, réunies en buisson, droites, fermes, ram., un peu striées, glauq.: f. alt. très-glauq., deux fois ailées, pétiol., garnies comme la tige et les rameaux de beaucoup de corps glandul., à fol. étroites, charnues, par paires sur un pét. commun terminé par une impaire; fl. jaunes en corymbe, accompagnées chacune d'une bractée; pétales concaves; cal. à 4 ou 5 divisions; fr. capsule à 4 ou 5 loges polyspermes, s'ouvrant par le sommet; sem. rudes, anguleuses, réniformes; juin, juillet; Midi de la France; cultivée.

2. SABINE. *Juniperus sabina* (*L.*)—V.; arbrisseau. On en distingue deux variétés, improprement nommées *sabine mâle* et *sabine femelle* ou *commune*. La première de 3 à 4 mètres de h., dont les f. ressemblent à celles du cyprès; la seconde beaucoup moins élevée, dont les rameaux sont plus étalés, les f. plus longues, moins serrées, lancéol., aigües, petites, surtout les supér., vert foncé, persistantes; fleurs mâles formant un chaton conique et écailleux; 3 étam. réunies en un seul corps par leurs filets; fl. femelles à 3 pistiles, 3 pétales fermes et aigüs, sur des pieds différents; fr. baie pisiforme, noirâtre, contenant deux petits noyaux; avril; lieux secs du Midi; cultivée.

3. SALICAIRE. *Lythrum salicaria* (*L.*)—V.; t. droite, rougeâtre, quadrangul., de 60 cent. à 1 mètre, garnie de f. opposées ou ternées, q.q.f. même quaternées, sessiles, lancéol., glab.; fl. purpur., nombreuses, rapprochées dans la partie supér. des rameaux ou de la tige en épi allongé; juin, juillet; lieux humides, bords des rivières.

4. SAPONAIRE. *Saponaria officinalis* (*L.*)—V.; tige de 60 cent., herb., cylind., articulée, lisse, ram., dure; f. entièr., lancéol., simples, lisses, vert tendre, glabres, marquées de plusieurs nervures, fleurs blanches ou d'un rose très-clair, en corymb. termin., à 5 pétales fendus; onglets de la longueur du calice, qui a 5 divisions: juil., août; l. humides, bords des rivières, des ruisseaux, bois.

5. SANTOLINE DES JARDINS. *Arthemisia santonica* (*L.*)—V.; t. à demi-couchée, ligneuse à la partie infér., rameaux nombreux, alongés, redressés, de 60 cent. à 1 mètre, verts-blanchâtres, glab., angul., étalés en panicule; f. alt., vert-blanchâtre, à découpures nombreuses, courtes, planes, linéaires, très-menues, celles des rameaux plus courtes; fleurs petites, en grappes nombreuses, menues, presque filiformes, paniculées, recourbées, entremêlées de folioles simples, petites, linéaires; fleurons du centre nombreux, hermaphrodites, tubulés, à 5 dents; fleurons de la circonfér. grêles, fertiles, peu nombreux, femelles, entiers; Midi; cultivée.

6. SAUGE. *Salvia officinalis* (*L.*)—V.; sous-arbris.; tige sous-ligneuse, rameaux tétragones, velus, visqueux; f. oblong., pétiol., chagrinées, pubescentes, onctueuses, vert-blanchâtre en-dessous, plus foncé en-dessus, souvent marquées de tâches jaune-paille; fl. en épis lâches, terminaux; corolles bleu-rougeâtre, à 2 lèvres, la supér. en voûte, échancrée, l'infér. trilobée; calice strié, à 5 dents aigües; juin, juillet; midi de la France; cultivée.

7. SCABIEUSE. *Scabiosa arvensis* (*L.*)—T. droites, cylind., peu ram., de 60 cent.; f. oppos., pétiol., les radic. ov., allongées, souvent entièr.; lâchement dent.; les autres all. ou pinnatifid., le lob. term. très-grand, aigu; fl. bleu-rougeâtre, termin., à longs pédonc. simpl., striés, vel.; cor. divisés en 4 lob. presque égaux, celles de la circonfér. plus grandes; tout l'été; champs, forêts.

8. SCEAU DE SALOMON. *Convallaria polygonatum* (*L.*)—V.; t. simpl., angul., un peu arquée, de 30 centim., nue infér., garnie supér. de f. ov., amplexic., glab., vert-clair, unilatérales; fl. blanches, bordées de vert, pédonculées, pendantes, solit. ou 2 ensemble dans les aisselles des f.; avril, mai; lieux ombragés, bois.

9. SCILLE. *Scilla maritima* (*L.*)—T. ou hampe cylind., unie, de 1 mètre, entourée de f. radic., ov., lancéol., vert-foncé, garnie dans la moitié supér. de fl. nombr., blanches, pédoncul., en épi termin., bractées, linéaires.; cal. à 6 divisions très-profondes; étam. à filets simpl.; fr. capsule, trigone, à 3 loges; r. bulbe ovoïde, arrond., de la grosseur de 2 poings, formée à l'intér. de tuniq. charnues et blanches, recouvertes à l'extér. de membranes minces, d'un brun-foncé; août; bords sablonneux de l'Océan et de la Méditerranée.

10. SCOLOPENDRE. *Asplenium Scolopendrium* (*L.*)—V.; r. composée de fibres brunâtres donnant naissance à un faisceau de f. oblong., lancéol., en cœur à leur base, pétiol., lisses, longues de 20 à 30 centim., fructification sur le dos de ces f., disposée en 2 rangs de lignes parallèles, roussâtres; rochers humides, fentes des vieilles murailles, des puits, citernes, bord des sources.

11. SCROFULAIRE AQUATIQUE. *Scrofularia aquatica* (*D.*)—T. droites, glab., ram., carrées, de 1 mètre à 1 mètre 30 centim.; f. oppos., pétiol., ov., oblong., presque en cœur, simplement crénelées, un peu obtuses à leur sommet, vertes, glab., plus pâles en-dessous; fl. pourpres, formant une grappe nue, termin., interrompue, garnie de petites bractées oppos., lancéol.; pédonc. partiels, plusieurs fois bifurqués; juin, juillet; bords des ruisseaux, fossés.

12. SEIGLE ERGOTÉ OU ERGOT. *Secale cornutum-clavus secalinus*.—Excroissance noirâtre, allongée, plus longue que les écailles florales, se présentant à la place du grain sur l'épi de plusieurs graminées et surtout sur celui du seigle; regardé par De Candolle comme un champignon parasite (*sclerotium clavus*), et par M. Léveillé comme composé de l'ovaire non fécondé, altéré et dénaturé, et d'une sorte de champignon placé à son sommet (*sphacelo segetum*).

# PLANCHE DOUZIÈME.

1. SOLDANELLE. *Convolvulus soldanella. (L.)*—V ; t. grêles, herb., souples, rougeâtres, ram., étalées, longues de 15 à 20 centim. ; f. alt.; arrond., à longs pét., lisses, luisantes, un peu succulentes, vert-obscur ; fl. purpur. rayées de blanc, en cloche, sur de longs pédoncul. axil., 5 étam., 1 style, 2 stygmates; cal. ayant 2 grandes bractées à sa base ; avril, mai ; bords de la mer.

2. SUMAC VÉNÉNEUX ou TOXICODENDRON. *Rhus toxicodendron (L.)*—V.; arbrisseau ; t. rampantes dans leur jeunesse, s'élevant beaucoup plus si elles trouvent un point d'appui où elles se cramponnent ; f. alt., ov.-lancéol., ternées, angul. ou entières, lisses, luisantes, quelquefois vel., fol. infér. presque sess., la fol. termin. ayant un pétiol. plus long ; fl. verdâtres, axil., en grappes droites ; cal. à 5 fol. ov.; cor. à 5 pét. lancéol., recourbés en dehors ; baies sillonnées, monosperm.; été ; cultivé.

3. TABAC. *Nicotiana tabacum (L.)*—T. droite, cylind., ram , vel., glutineuse, de 60 cent. à 1 mètre ; f. grandes, alt., ov., lancéol., sess., vert-pâle ; fl. grandes, roses, infundibuliformes, régulières, 5 étam.; f. capsule ovoïde à 2 valves ; été ; cultivé.

4. TANAISIE. *Tanacetum vulgare (L.)*—Viv.; t. droites, fermes, cylind , striées, ram., de 60 centim. à 1 mèt.; f. grandes, alternes, sess., vert très-foncé, découpées et dent., à divisions alongées. aigües, presque pinnées (il existe une variété à f. crépues et comme frisées); fl. jaune-doré en bouquets arrondis., termin. ; cal. hémisphériq. à écailles étroites, serrées ; fleurons hermaphr., à 5 divisions au disq., fleurons femelles fertiles, trifides à la circonférence ; juillet, août ; lieux incultes, bord des chemins ; cultivée.

5. THLASPI BOURSE-A-PASTEUR ou TABOURET.—A.; t. petites, ram.; f. radic., pinnatif., d'un vert-pâle ; fl. blanches, avec teinte jaunâtre ; siliques en cœur, sans rebord ; avril, mai ; très-communes partout.

6. TORMENTILLE. *Tormentilla erecta (L.)*—Viv.; t. droite, ram., grêle, faible, vel., rougeâtre, de 20 centim.; f. alt., sess., à 3 ou 5 fol. profondément dent., ov., oblong. et vel.; fl. jaunes, petites, solit., à 4 pétiol. un peu échancrés en cœur, pédonc., axil.; cal. un peu vel., à 8 divisions profondes, 16 étam. insérées à la base du cal, 8 ou 10 styles ; été ; partout dans les bois, les pâtures, etc.

7. TUE-CHIEN ou COLCHIQUE. *Colchicum autumnale (L.)*—Viv.; t. et f., les unes et les autres ne paraissent que longtemps après la floraison ; elles sont radic., lancéol., droites, planes, vert-grisâtre ; fl. tube angul., long, très-allongé, partant immédiatement de la racine, très-grande, bleu-incarnat ou rosé au nombre de 5 à 6 sans cal. ; limbe campanulé, à 6 divisions profondes, étam. jaune-paille, styles filiformes très-longs, stygmates pourpres ; r. bulbe solide, charnue, aplatie d'un côté, couverte d'écailles minces et d'un brun noir, remplie d'un suc laiteux ; sept.; prés humides ; Normandie, Picardie, etc.

8. VALERIANE SAUVAGE. *Valeriana officinalis (L.)*. —Viv.; t. droite, cylind., striée, un peu vel., fistuleuse, verdâtre, de 60 centim, à 1 mèt. 30 cent. ; f. oppos., vert-gai, incisées profondément, vel. à la face infér.; fol. étroites, lancéol., dent. aux bords ; fl. petites, monopét., blanches ou rougeâtres, en bouquet au sommet de la tige; cor. infundibuliforme. à 5 lob., dont un plus grand, 3 étam. saillantes, 1 style ; mai, juin ; lieux frais, bois ombragés.

9. VELAR ou ERYSIMUM. *Erysimum officinale (L.)* — A.; t. droite, simple à la partie infér., ram. à sa partie supér., cylind., dure, de 60 centim. et plus ; f. alt., presque lyrées, pubescentes, les supér. hastées, irrégulièrement dent., courtement pétiol.; fl. jaunes très-petites, presque sess., en longs épis effilés et divariqués à l'extrémité des rameaux ; cor. cruciforme, siliq., angul. et grêle ; été ; lieux secs et stériles, bord des chemins.

10. VÉRONIQUE MALE. *Veronica officinalis (L.)* —V.; t. herb. ronde de 15 à 25 centim., couchée et diffuse, quelquefois rampante, menue, noueuse, vel , jetant des racines de distance en distance ; f. sess., ov., dent., vel., rudes au toucher, oppos., arrond. au sommet ; fl. en épis latéraux, axil.. pédonculés, cor. bleue, monopét., infundibuliforme, à 4 divisions, la supér. plus grande et arrond.; 2 étam saillantes et divergeantes ; juin, juillet ; bois, côteaux arides.

11. VERVEINE. *Verbena officinalis (L.)*—V.; t. carrées, droites, dures, striées, simples ou munies vers le sommet de quelques rameaux oppos , très-étalés ; f. oppos., pétiol., ov., oblong., un peu ridées, vert-sombre, profondément découpées en lob. inégaux, obtus, incisés, le terminal beaucoup plus grand ; fl. blanc-violet ou rougeâtres, petites, en épis longs et filiformes ; juil., août ; très-comm. ; lieux stéril., décombres, bord des chemins.

12. VULVAIRE ou ARROCHE. *Chenopodium vulvaria (L.)*—A.; t. étendues sur la terre, branchues, herb., de 12 à 15 centim. de longueur ; f. alt., simpl., entièr., ov. ou rhomboïdales, blanchâtres, succulentes, enduites de petits grains formant autant d'utricules remplies de suc ; fl. réunies au sommet des t., sans pétal., à 5 étam. placées dans un cal. concav., à cinq divisions ov., à bord membraneux ; jardin, pied des murailles, lieux incultes.

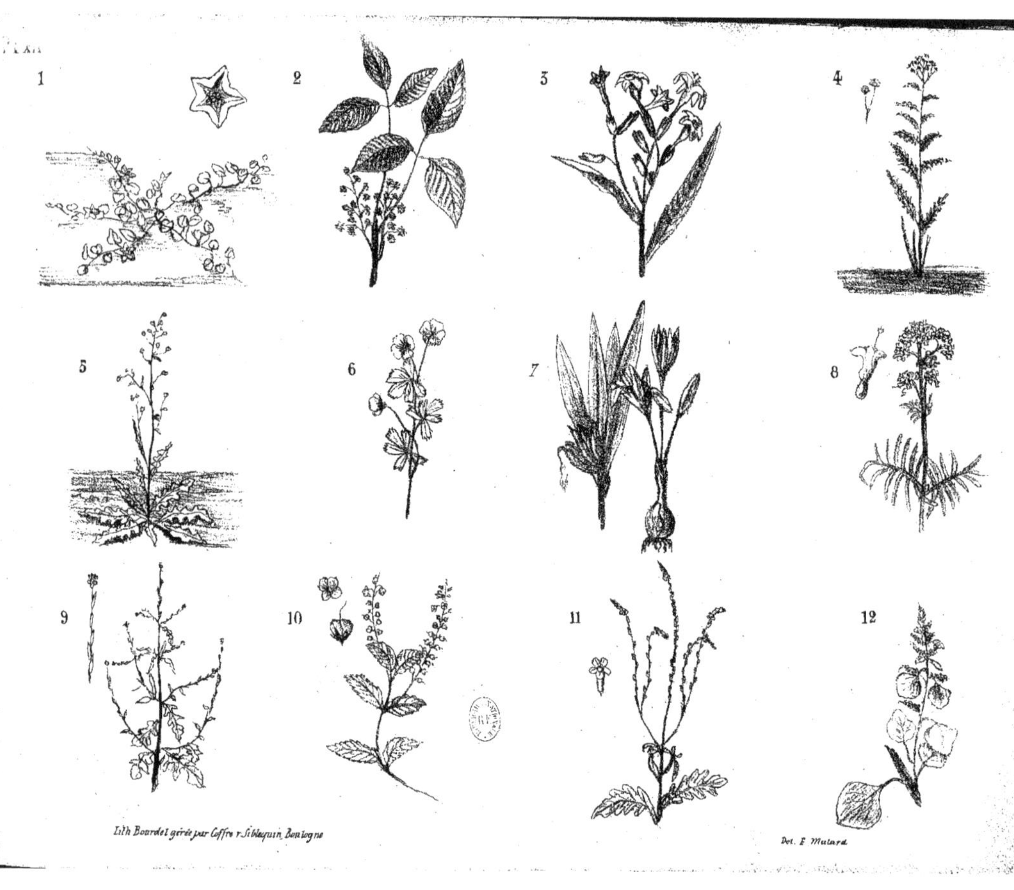
1
2
3
4
5
6
7
8
9
10
11
12
Lith Bourdel gérée par Coffre r Siblequin Boulogne
Del. E Mutard

www.ingramcontent.com/pod-product-compliance
Ingram Content Group UK Ltd.
Pitfield, Milton Keynes, MK11 3LW, UK
UKHW021025200726
13857UKWH00004B/1590